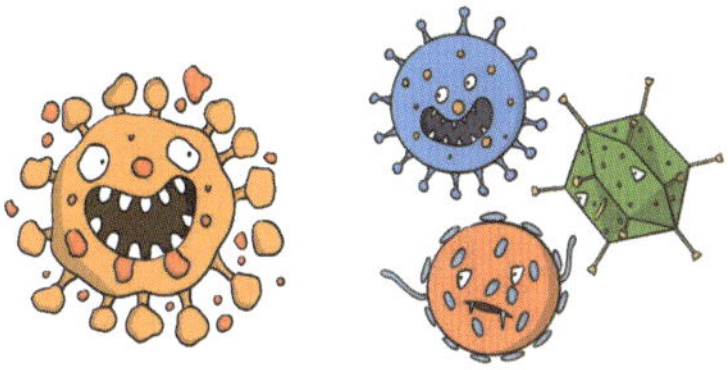

新型冠状病毒肺炎流行病学知识110问

主　编：刘　民　刘　霞　梁万年
副主编：么鸿雁　刘　珏　于石成
陶立元　王琦琦

北京大学医学出版社

XINXING GUANZHUANG BINGDU FEIYAN
LIUXINGBINGXUE ZHISHI 110 WEN

图书在版编目（CIP）数据

新型冠状病毒肺炎流行病学知识 110 问 / 刘民，刘霞，梁万年主编. —北京：北京大学医学出版社，2020.3

ISBN 978-7-5659-2167-4

Ⅰ. ①新… Ⅱ. ①刘… ②刘… ③梁… Ⅲ. ①日冕形病毒－病毒病－肺炎－预防(卫生)－问题解答 Ⅳ. ① R563.101-44

中国版本图书馆 CIP 数据核字（2020）第 035075 号

新型冠状病毒肺炎流行病学知识 110 问

主　　编： 刘　民　刘　霞　梁万年
出版发行： 北京大学医学出版社
地　　址： （100191）北京市海淀区学院路 38 号　北京大学医学部院内
电　　话： 发行部 010-82802230；图书邮购 010-82802495
网　　址： http://www.pumpress.com.cn
E-mail： booksale@bjmu.edu.cn
印　　刷： 中煤（北京）印务有限公司
经　　销： 新华书店
责任编辑： 靳　奕　董采萱　**责任校对：** 靳新强　**责任印制：** 李　啸
开　　本： 880 mm × 1230 mm　1/32　**印张：** 2.875　**字数：** 70 千字
版　　次： 2020 年 3 月第 1 版　2020 年 3 月第 1 次印刷
书　　号： ISBN 978-7-5659-2167-4
定　　价： 18.00 元

编者名单

主　编：刘　民　刘　霞　梁万年

副主编：么鸿雁　刘　珏　于石成
陶立元　王琦琦

编　者

刘　民　北京大学公共卫生学院
刘　霞　中华预防医学会
梁万年　国家卫生健康委员会
么鸿雁　中国疾病预防控制中心
刘　珏　北京大学公共卫生学院
于石成　中国疾病预防控制中心
王琦琦　中国疾病预防控制中心
陶立元　北京大学第三医院
马秋月　北京大学公共卫生学院
景文展　北京大学公共卫生学院
吴　俣　北京大学公共卫生学院
袁　杰　北京大学公共卫生学院
杜　敏　北京大学公共卫生学院
汪亚萍　北京大学公共卫生学院
郭子睿　北京大学公共卫生学院
张姣姣　中国疾病预防控制中心

插　画：赵思宇　澳大利亚悉尼大学

前言

新型冠状病毒肺炎疫情是新中国成立以来在我国发生的传播速度最快、感染范围最广、防控难度最大的一次重大突发公共卫生事件。这场抗击新型冠状病毒肺炎疫情的人民战争、总体战、阻击战，既是对我国治理体系和治理能力的一次大考，也是对14亿中国人科学素养、健康素养的一次大检验。

在这次抗击疫情的过程中，我们发现，当面对海量的、碎片化的疫情信息，面对众多艰深的专业词汇和专家纷繁的观点时，无论是政府官员、各界学者，还是普通百姓，对传染病仍有很多疑惑。比如什么是法定报告传染病？什么是潜伏期？病毒毒力和致病力有什么区别？哪些人容易出现重症？什么是突发公共卫生事件和应急响应？诸如此类的问题很多，群众需要专业的科普！

作为国家卫生健康委员会全国新型冠状病毒肺炎专家组成员，以及长期从事疾病预防控制和流行病学研究的专业人员，我们深感自己有责任为大家编写一本集科学性、通俗性、时代性于一体的科普读物，帮助大家系统、准确、快捷地掌握传染病防控基础知识和新型冠状病毒肺炎预防要点。基于此想法，我们在系统梳理传染病流行病学基础知识、新型冠状病毒研究最新进展和权威疫情防控指南的基础上，以通俗的语言编写此书。本书分基础知识篇、病毒篇、就医篇、防护篇、居家出行篇五大部分，以简洁明快的答问方式和现代感十足的插画，逐一回应群众关心的疑问，务求清晰、实用，希望能为提升全民传染病防治素养尽一份绵薄之力。

感谢国家自然科学基金重点项目（71934002）的支持。

编　者

2020年2月27日

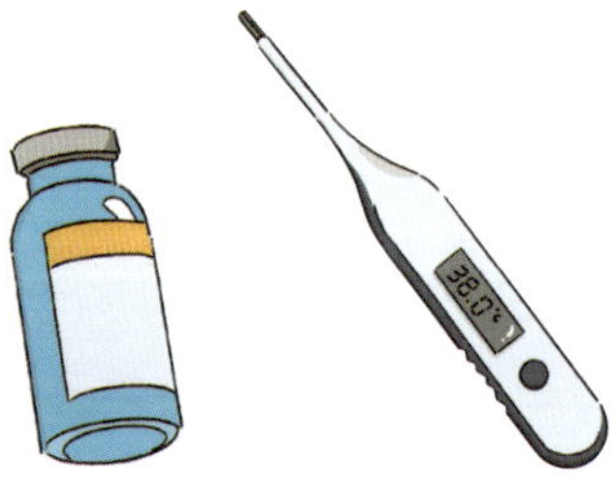

目录

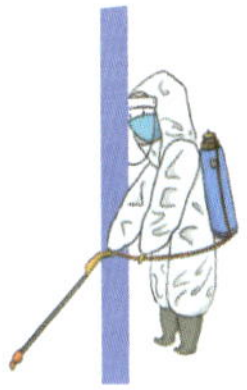

基础知识篇

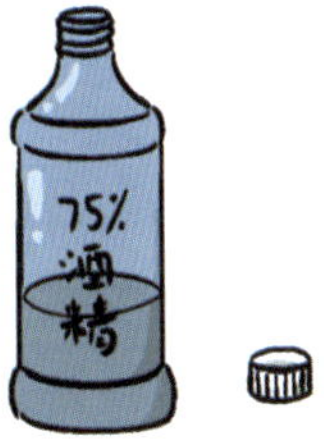

2 病毒篇

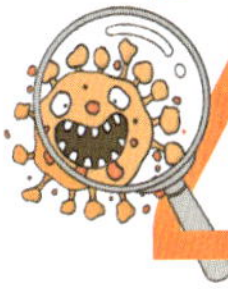

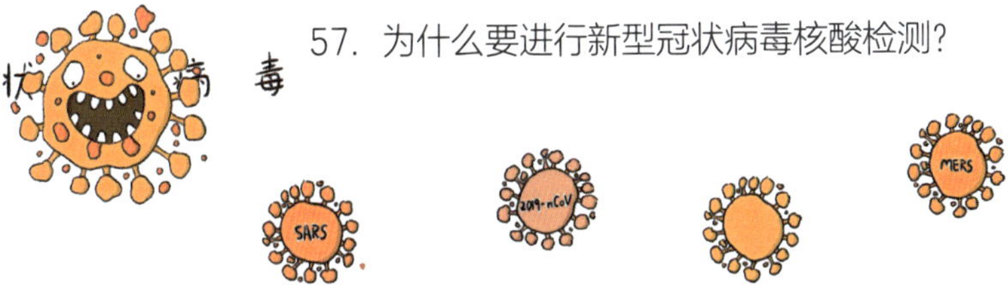

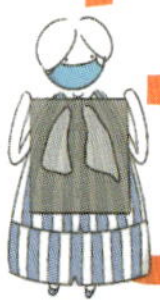

3 就医篇

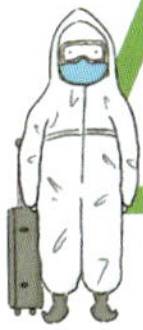

4 防护篇

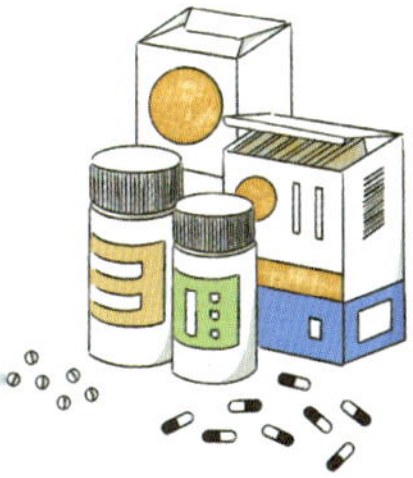

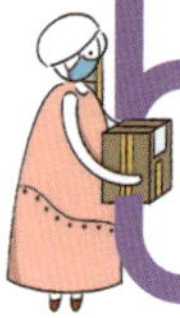

5 居家出行篇

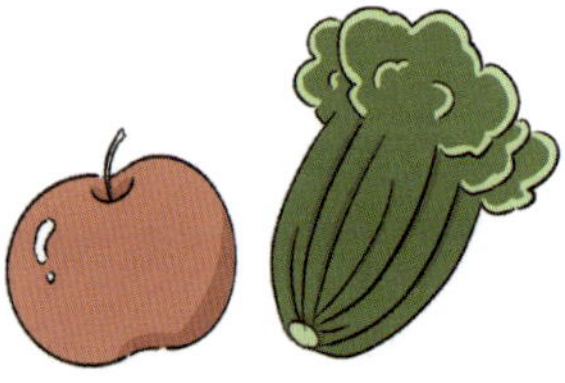

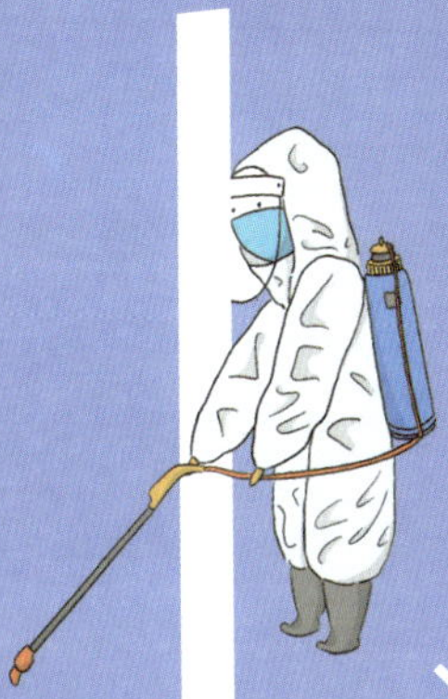

基础知识篇

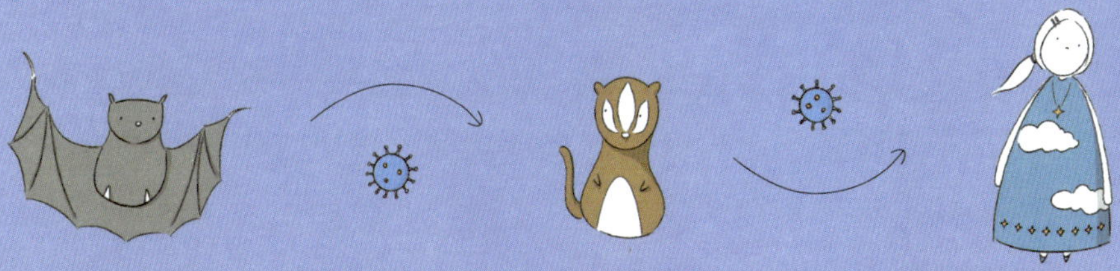

1 什么是传染病?

传染病是由各种病原体引起的，能在人与人、动物与动物以及人与动物之间互相传播的疾病。传染病的特点包括有病原体（见问题4），具有传染性和流行性。一般来说，病原体感染后患者常有免疫性，也就是说在短时间内不会再次感染相同的病原体。有些传染病还具有季节性或地方性特征。

2 什么是法定报告传染病?

法定报告传染病指的是《中华人民共和国传染病防治法》规定范围内的特定传染病。法定报告传染病发生时医师或医疗机构须向卫生主管机关报告，并依照法律的规定进行治疗，甚至采取隔离等措施。被列为法定报告传染病的传染病通常具有传播速度快、病情严重、致死率高等特性。

目前中国的法定报告传染病分为甲、乙、丙3类，40种，按照不同的类别进行管理。2020年1月20日，中华人民共和国国家卫生健康委员会将新型冠状病毒肺炎纳入《中华人民共和国传染病防治法》规定的乙类传染病，并采取甲类传染病的预防控制措施。

3 什么是新发传染病？

新发传染病是指20世纪70年代以来人们新认识到或新发现的能够造成地域性或国际性公共卫生问题的传染病。20世纪70年代至今，全球有50多种新发传染病。

新发传染病大致可分为3类

1. 第一类是疾病在人间早已存在并被人类所认知，但人类并不知道它是传染病，如消化性溃疡、T淋巴细胞白血病。

2. 第二类是病原体在人间早已存在，但并未被人类所认知，近年来才被认知，如军团病、莱姆病、丙型肝炎等。

3. 第三类是过去可能不存在，近年来新出现的人类传染病，如艾滋病（获得性免疫缺陷综合征）、SARS（严重急性呼吸综合征）、人感染高致病性禽流感，以及这次出现的新型冠状病毒肺炎等。

4 什么是病原体？

病原体是指能够引起宿主致病的各类微生物，包括病毒、细菌、立克次体、支原体、衣原体、螺旋体、真菌，以及朊病毒和寄生虫等。病原体可以通过感染人、动物或宿主直接或间接地引起传播、感染易感者。

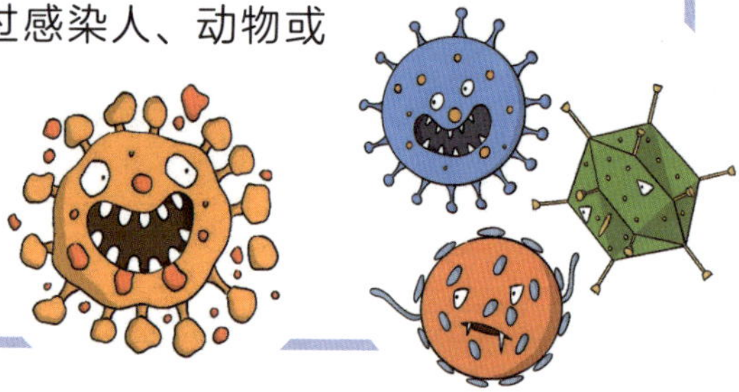

5 什么是传染力？

传染力是指病原体在宿主体内定居与繁殖，引起易感宿主发生感染的能力。病原体的传染力大小可通过引发感染所需的最小病原微生物量来衡量。在自然条件下，可用二代发病率来衡量一种病原体的传染力，即易感者暴露于一个传染病患者后在一定时期内发生感染的比例。

6 什么是致病力？

致病力是指病原体侵入宿主后引起临床疾病的能力。一般认为，致病力的大小取决于病原体在体内的繁殖速度、组织损伤的程度以及病原体能否产生特异性毒素。

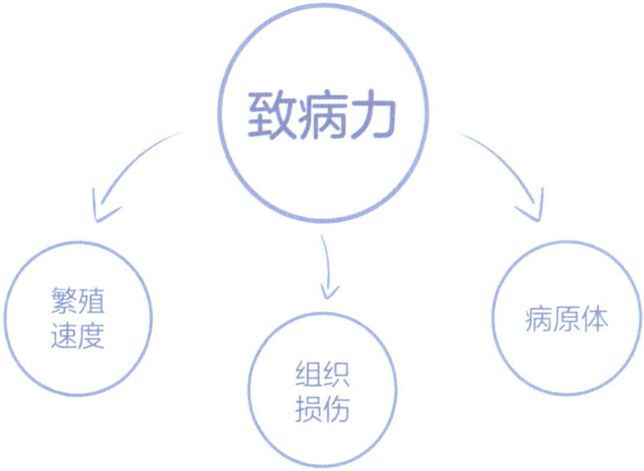

7 什么是毒力？

毒力是指病原体感染机体后引起严重病变的能力。毒力强调的是疾病的严重程度，可用病死率（见问题24）和重症病例比例来表示。

8 什么是病原体的变异性?

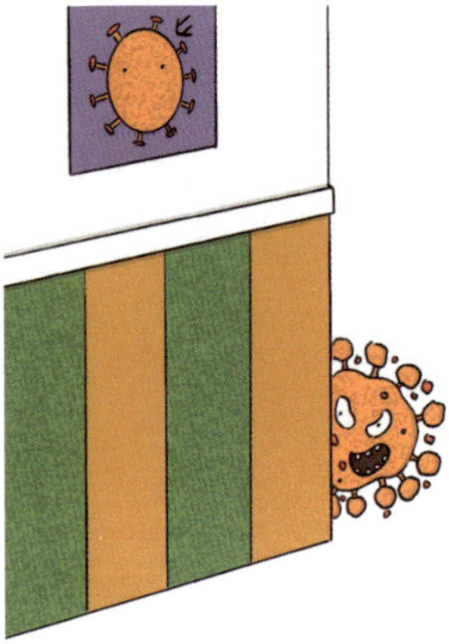

病原体的变异性是指病原体可因环境条件、药物、遗传因素的变化而发生变异。病原体变异对传染病的流行、预防和治疗具有重要意义，包括耐药性变异、抗原性变异和毒力变异。

9 什么是宿主?

宿主是指自然条件下能被具有传染性的病原体感染的人或动物。一些病原体只能感染人，如人类免疫缺陷病毒（艾滋病病毒）；而有些病原体可能有多种宿主，例如H7N9禽流感病毒，它既可感染禽类，也可以感染人。

10 什么是自然宿主？

自然宿主是指为微生物提供长期稳定寄生环境的生物。自然宿主可以为微生物提供营养和保护，但不会因感染病原微生物而致病。

11 什么是中间宿主？

中间宿主通常是指天然不携带某种病原体，但是可以被自然宿主携带的病原体感染，并可以向其他物种传播病原体的宿主。

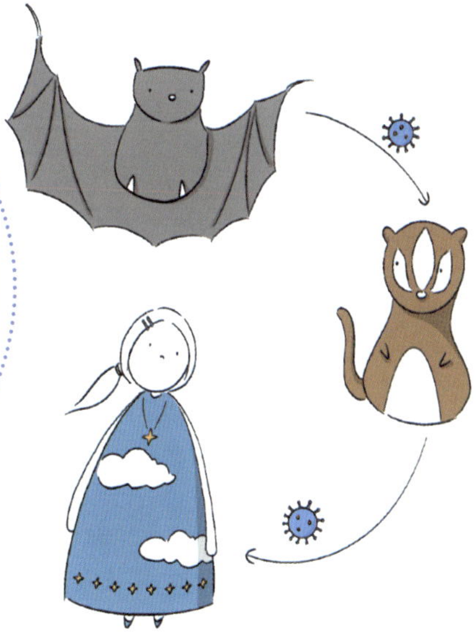

12 什么是传染源？

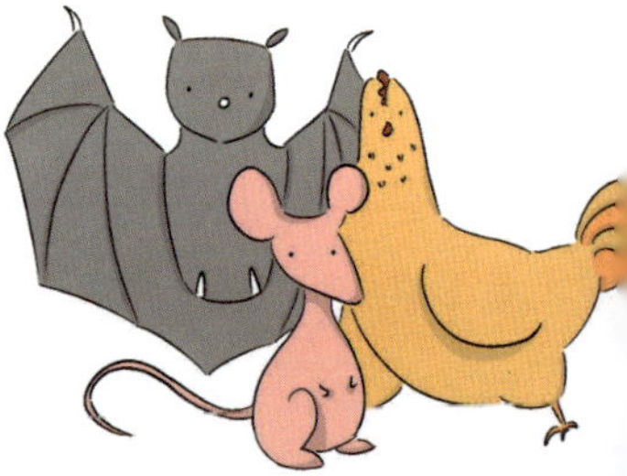

传染源是指体内有病原体生长、繁殖，并且能将病原体排出体外的人和动物。一般来说，传染源主要包括传染病患者、病原携带者和受感染的动物。

传染病患者由于体内存在大量病原体，又有临床症状如咳嗽、腹泻、打喷嚏等，容易将病原体排出体外。因此，患者是最重要的传染源。

13 什么是隐性感染者？

隐性感染又称亚临床感染，是指病原体侵入人体后，可以引起机体产生抗体，但不引起或只引起轻微的组织损伤，在临床上不显示任何症状和体征，只能通过免疫学检测才能发现。虽然隐性感染者没有临床症状，但他们仍然可能具有传染性，能够将病原体传播给他人，成为传染源。

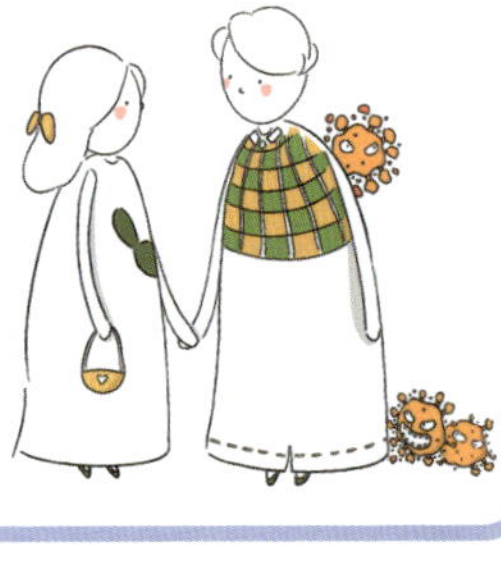

14 什么是超级传播者？

超级传播者是指能够将病原体传播给多名其他接触者的传染病患者或病原携带者，也就是说，这样的患者具有极高的传染性，很容易导致传染病的聚集性疫情。因此，在疾病传播研究中，超级传播者往往受到高度关注。如新加坡SARS流行期间共出现了5位超级传播者，他们分别感染了21人、23人、23人、40人和15人，对疫情的形势有较大的影响。

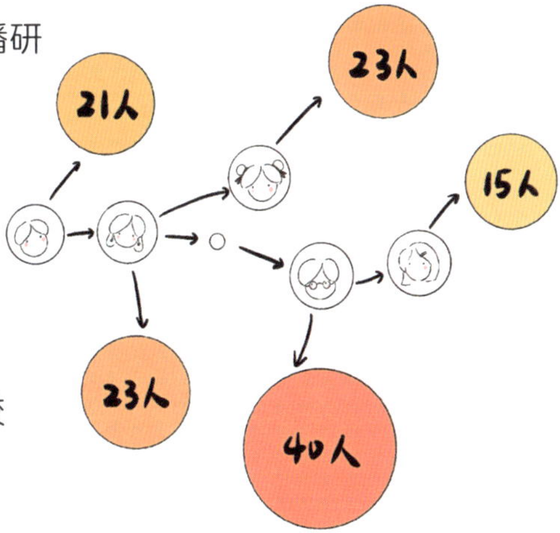

15 什么是疫源地？

疫源地是指传染源及其排出的病原体向周围播散时所能波及的范围。每个传染源可单独构成一个疫源地，一个疫源地内也可同时存在一个以上的传染源。疫源地范围的大小与传染病的种类有关。

16 什么是传播途径?

传播途径是指病原体从传染源排出体外，侵入新的易感宿主之前，在外环境中所经历的全部过程。常见传播途径包括经空气传播、经水传播、经食物传播、经接触传播、经节肢动物传播、经土壤传播、医源性传播和垂直传播（母婴传播）等。

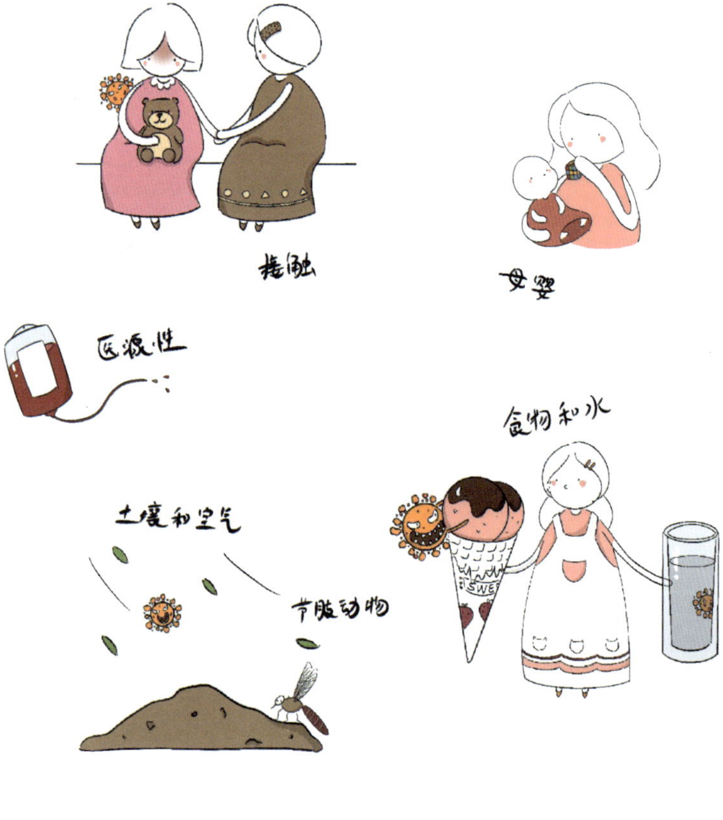

17 什么是易感人群？

易感人群是指对某种传染病病原体缺乏免疫力，容易感染该病原体的人群。

18 什么是人群易感性？

人群易感性是指人群作为一个整体对传染病的易感程度。人群易感性的高低取决于该人群中易感个体所占的比例。与人群易感性相对应的是群体免疫力，即人群对传染病侵入和传播的抵抗力，可以通过人群中有免疫力的人口占全部人口的比例来衡量。

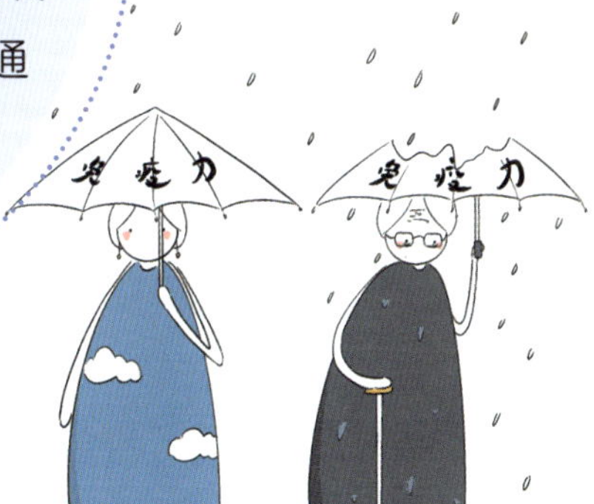

19 什么是传染过程？

传染过程是指病原体侵入机体后，与机体相互作用、相互斗争的过程，也就是传染发生、发展直至结束的整个过程。传染过程一般可分潜伏期、前驱期、临床症状期和恢复期。

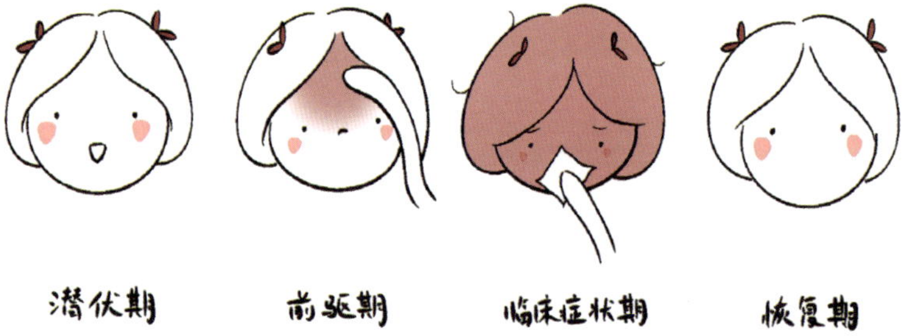

20 什么是潜伏期？

潜伏期是指从人接触病原体到出现临床症状时的时间。不同的传染病潜伏期不同。

21 什么是恢复期？

恢复期是指患者的临床症状消失，机体逐渐恢复的时期。此时患者开始产生免疫力，清除体内病原体，一般不再具有传染性；但有些传染病，患者在恢复期仍然可以排出病原体，具有传染性。

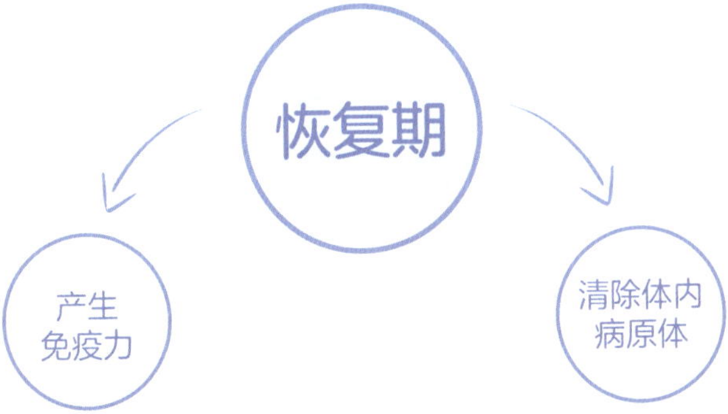

22 什么是传染期？

传染期是指传染病患者能够排出病原体的整个时期。传染期的长短可影响疾病的流行特征。传染期短的疾病，续发病例常成组、成簇出现；而传染期长的病例，续发病例常陆续出现，持续时间可能较长。传染期是决定传染病患者隔离期限的重要依据。

23 什么是基本再生数？

基本再生数（basic reproductive number，R_0）是指一个感染者在具有传染性的这一段时间内平均可以传染多少个人。基本再生数主要用来衡量某种病原体的传染能力、传播效率。基本再生数越高，说明病原体的传染性越强。

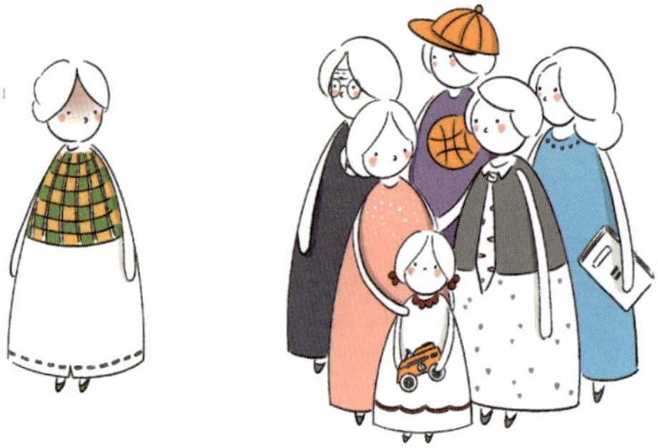

24 什么是病死率？

病死率是指在一定时期内，患某病的全部患者中因该病死亡者的比例。病死率表示确诊某疾病的患者的死亡概率，可以表明疾病的严重程度，也可以反映诊治能力等医疗水平。病死率和死亡率是不同的概念：死亡率表示一定时期内，某人群中总死亡人数在该人群中所占的比例，它的分母通常是该人群同期平均人口数；而病死率的分母是同期某病的患者数。

25 什么是发病时间和报告时间？

发病时间指患者出现第一个症状的日期，通过询问患者病史得到，主要用于推测疾病发生、发展的规律以及疾病流行的趋势等流行病学特征。报告时间是指患者就诊且被诊断为传染病，并按照《中华人民共和国传染病防治法》等法律法规规定进行上报的日期。国家卫生健康委员会官网每日对外公布的新型冠状病毒肺炎病例数均是按照报告时间统计。比如，某人1月3日出现发热，1月5日就诊，且被诊断为新型冠状病毒肺炎病例，并按照要求上报，那么这位患者的发病时间即为1月3日，报告时间即为1月5日，并被统计在1月5日对外公布的病例数中。

26 什么是流行曲线？

流行曲线是表明病例发病时间的分布的曲线图，可用来描述暴发或流行的特征。流行曲线以横坐标为时间尺度，纵坐标为病例数，把各单位时间内（小时、日、周、月或年）发生或死亡的病例数（率）标记在相应的位置上，可构成直方图或线图。流行曲线能提供疾病的潜伏期、可疑暴露日期、暴发类型、流行发展趋势等有关疾病流行的信息。

27 传染病流行一般分为几个阶段?

传染病流行一般分为5个阶段，分别为传入期、扩散期、暴发流行期、下降期和终止期。

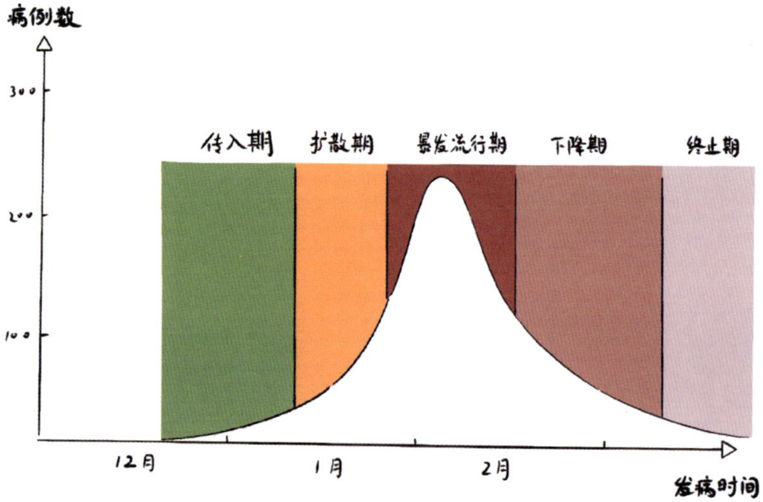

28 什么是散发？

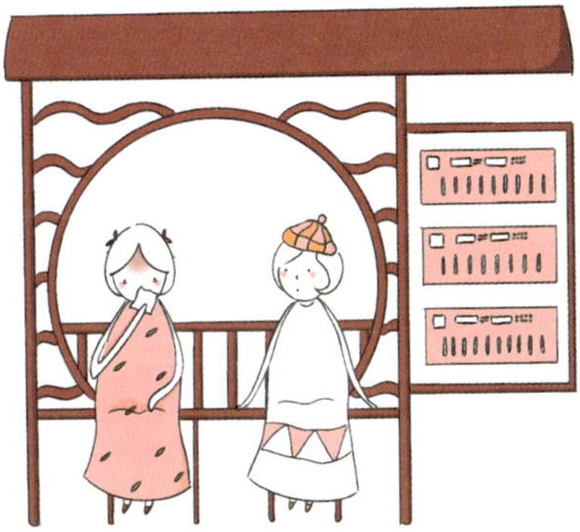

散发是指某病的发病率呈历年的一般水平，各病例间在发病时间和地点上无明显联系，表现为散在发生的状态。散发一般是对于范围较大的地区而言，确定是否为散发时多与当地近3年该病的发病率进行比较，如果当年发病率未明显超过既往平均水平则称为散发。

29 什么是暴发？

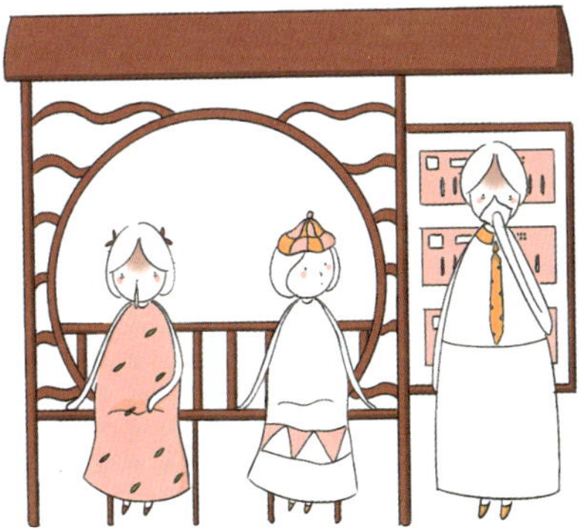

暴发是指局部地区或集体单位，短时间内突然出现很多症状相同的患者。大多数患者常同时在该病的最短和最长潜伏期之间发病，如托幼机构中的麻疹、手足口病、腮腺炎等疾病的暴发。

30 什么是流行？

流行是指某地区某病的发病率显著超过历年发病率水平。相对于散发，流行出现时各病例之间呈现明显的时间和空间联系。如2019年末开始发生在湖北武汉的新型冠状病毒肺炎流行，表现出明显的人与人之间的传播和地域间的播散特征。

31 什么是大流行？

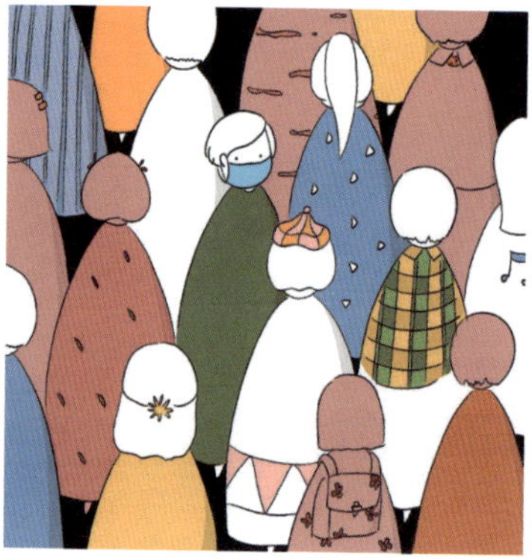

大流行是指某病的发病率显著超过了历年平均水平，且迅速蔓延，涉及的地区广、人口比例大，短时间内跨越省界、国界，甚至洲界，形成世界性的大流行。流行性感冒（流感）、霍乱等传染病曾引起过多次世界性的大流行。例如由于甲型流感病毒发生变异，2009年，甲型H1N1流感在某些国家和地区发生流行后，短短2个月间迅速蔓延，流行规模巨大，波及世界范围内的200余个国家和地区，造成世界性的大流行。

32 什么是疫点？

疫点是指病原体从传染源体内排出并向周围播散的较小范围。通常将范围较小的疫源地或单个传染源所构成的疫源地称为疫点。

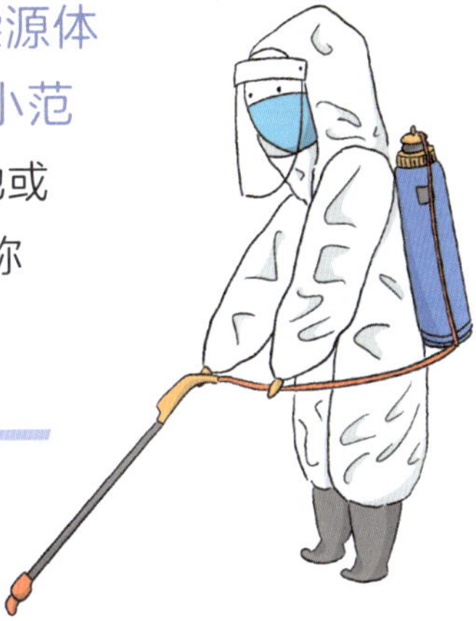

33 什么是疫区？

疫区是指传染病在人群中暴发、流行，其病原体向周围播散时所能波及的地区。通常将范围较大的疫源地或在若干疫源地连成片时称为疫区，如一个或几个村、居委会或街道。

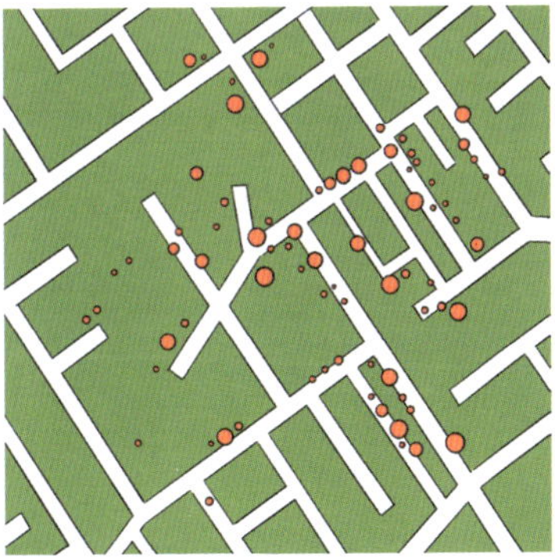

34 什么是消毒？

消毒是指采用化学、物理、生物等方法消除或杀灭外环境中病原体的一种措施。其目的是通过清除外环境中的病原体来阻止病原体传播，达到控制传染病传播与蔓延的目的。

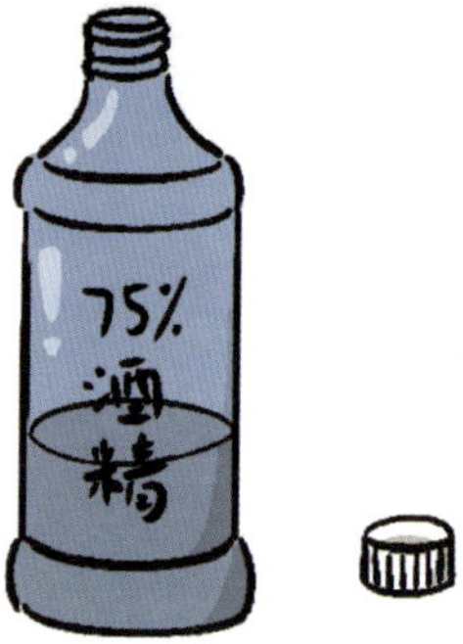

35 什么是预防性消毒？

预防性消毒是指在未发现明确传染源的情况下，对可能被传染病病原体污染的场所、物品和人体所进行的消毒，如饮用水消毒、餐具消毒、空气消毒、手术室消毒及医护人员手消毒等。

36 什么是终末消毒？

终末消毒是指当传染源离开、痊愈或死亡后对疫源地进行的彻底消毒，清除传染源播散在外界环境中的所有病原体。对外界抵抗力较强的病原体引起的传染病如鼠疫、霍乱、SARS、新型冠状病毒肺炎等的疫源地需要进行终末消毒。

37 什么是疫苗？

疫苗是指病原微生物或其代谢产物经处理后，失去毒性但抗原性被保留，可用于预防接种的生物制品。接种疫苗可以使人体自身的免疫系统产生特异性抗体，预防相关传染病。

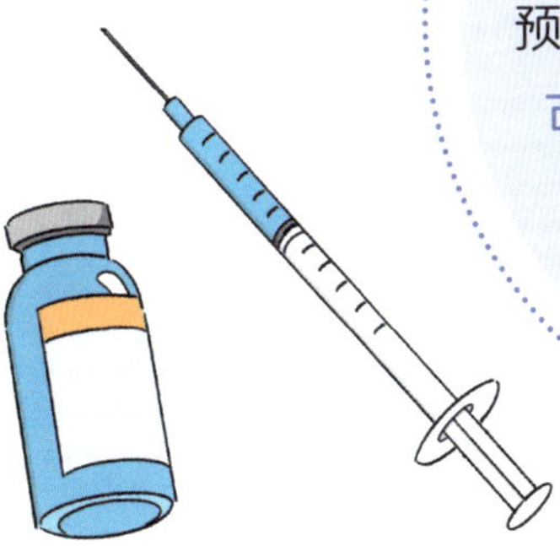

38 什么是抗体?

抗体是人体免疫系统中的B细胞在接受了相应抗原（如疫苗）刺激后所产生的糖蛋白。抗体可以通过与相应抗原进行特异性结合，减少病原体对人体的攻击，使人体免受感染。

39 什么是隔离?

隔离是指把处在传染期的患者或病原携带者安置于特定医院、病房或其他不能传染给他人的环境中，防止病原体向外扩散和传播，以便于对患者和病原携带者的管理和患者的治疗。隔离是预防和控制传染病的一项重要措施。隔离期限取决于不同传染病传染期的长短，一般应将传染源隔离至不再排出病原体为止。

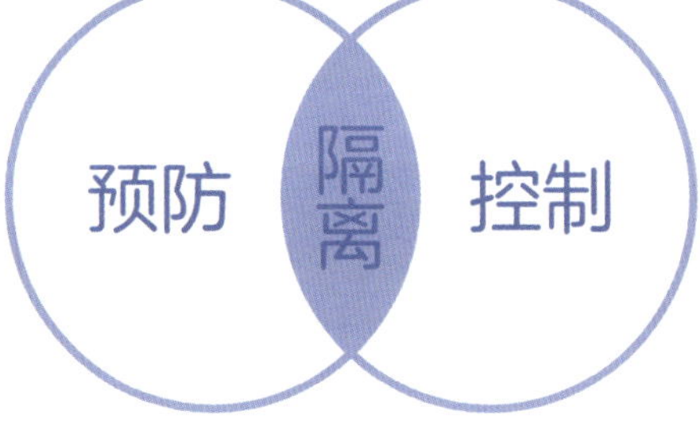

40 为什么要进行医学观察?

医学观察是指对曾经与传染病患者或者疑似传染病患者有密切接触的人，也就是密切接触者，按照传染病的最长潜伏期采取隔离措施，观察其健康状况。进行医学观察一方面能使密切接触者在疾病的潜伏期和进展期内及早获得诊断、治疗与救护，另一方面可减少和避免他们将病原体传播给健康人群。这是一项针对疑似患者、密切接触者和周围人群的医学保护措施。

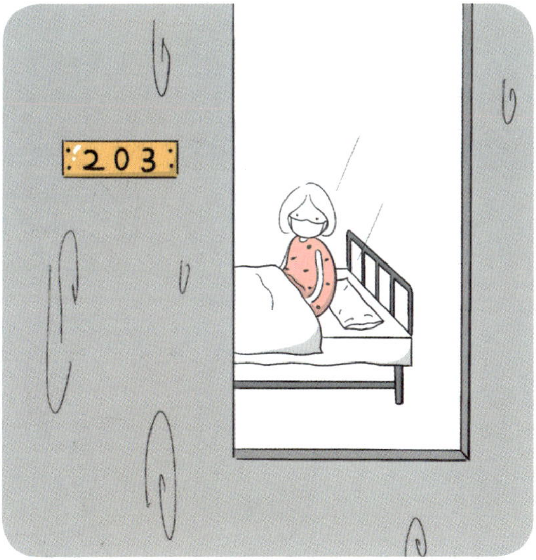

41 什么是社区传播？

社区传播是指某地区发现的新发病例中出现了没有明确流行病学史的本地病例。

以新型冠状病毒肺炎为例，如果出现了不是来自武汉市或湖北省其他地区，也没有与疑似和确诊新型冠状病毒肺炎患者接触的新病例，则可判断该地出现了社区传播。

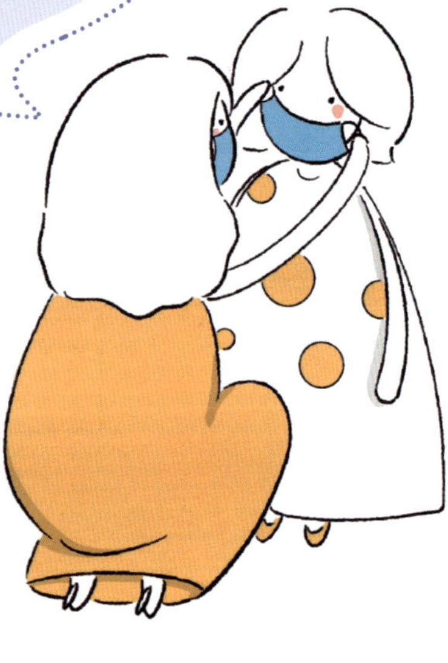

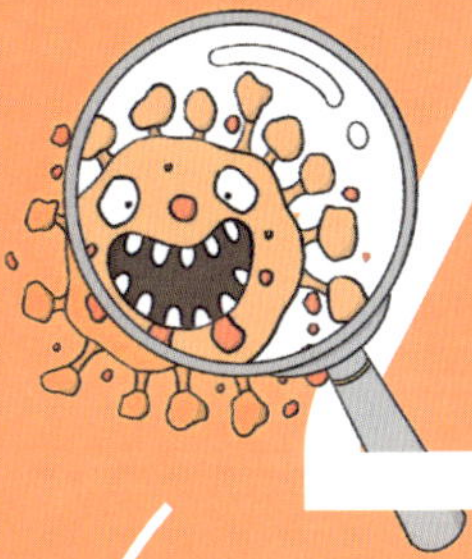

2 病毒篇

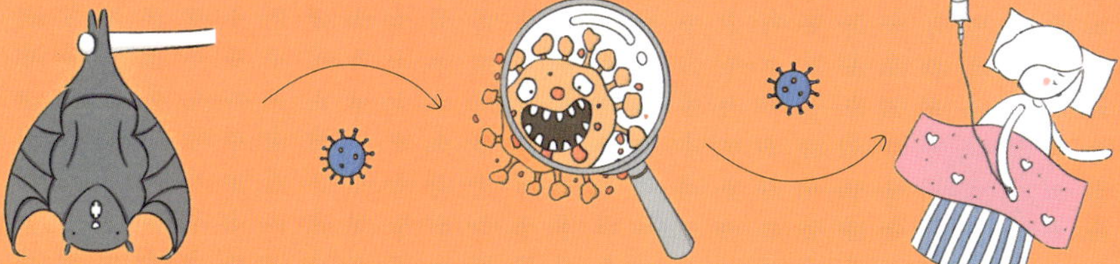

42 什么是新型冠状病毒?

冠状病毒是一类具有包膜的RNA病毒，由于病毒包膜上有向四周伸出的突起，形如花冠而得名。从武汉市初发的不明原因肺炎患者下呼吸道分离出的病毒为一种新型冠状病毒。新型冠状病毒属于β属冠状病毒，有包膜，颗粒呈圆形或椭圆形，常为多形性，直径60~140nm。新型冠状病毒的基因特征与SARS冠状病毒（SARSr-CoV）和MERS冠状病毒（中东呼吸综合征冠状病毒，MERSr-CoV）有明显区别。目前研究显示，新型冠状病毒与蝙蝠携带的SARS样冠状病毒（RaTG13）同源性为96%以上*。

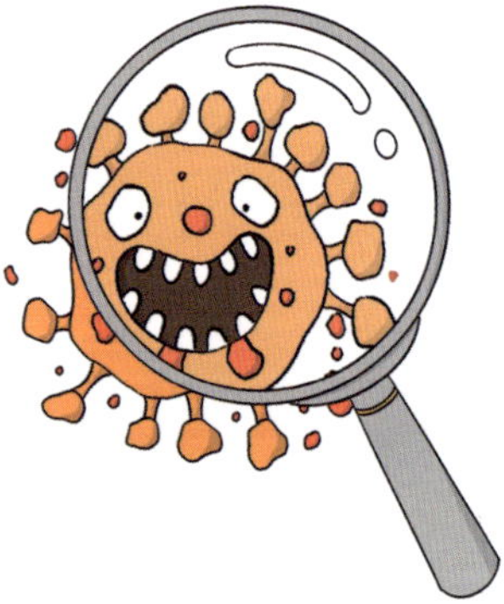

* 中国一世界卫生组织新型冠状病毒肺炎联合考察报告（2020年2月16日至2020年2月24日）

43 新型冠状病毒从哪里来?

目前认为，新型冠状病毒的自然宿主可能是蝙蝠。大多数种类的蝙蝠栖息于热带和亚热带雨林或岩洞中，距离人类活动区域较远。来自蝙蝠的病毒需要进入某种半野生状态的哺乳动物体内进行继续进化，经过一定的突变和重组后传播到人类。

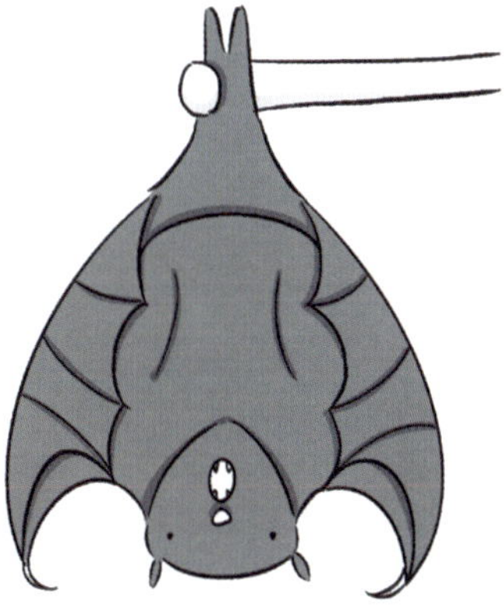

44 新型冠状病毒肺炎的潜伏期有多长?

基于目前的流行病学调查，新型冠状病毒肺炎的潜伏期为1~14天，多为3~7天。

45 谁有可能把新型冠状病毒传播给其他人?

感染新型冠状病毒的患者可以将病毒传播给其他人（传染源）。无症状感染者也可能成为传染源。

46 新型冠状病毒可能通过什么途径感染?

目前认为新型冠状病毒肺炎的传播途径主要是经呼吸道飞沫传播和经密切接触传播。在相对封闭的环境中长时间暴露于高浓度气溶胶时存在经气溶胶传播的可能性，但不是主要途径。还有研究发现，在部分确诊患者的粪便中检出了新型冠状病毒，但是否存在粪口途径传播尚待明确。

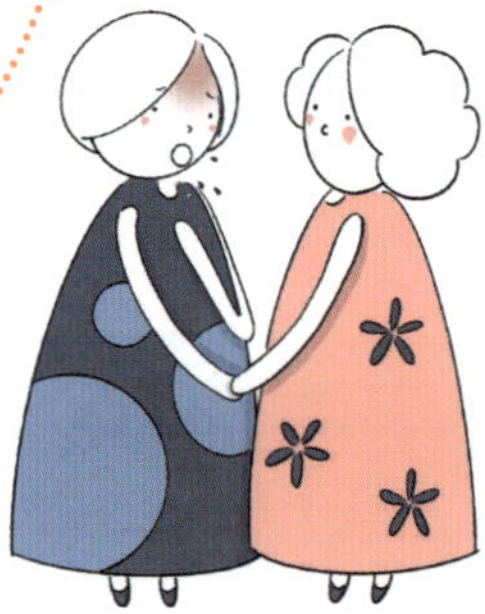

47 谁有可能感染新型冠状病毒？

由于新型冠状病毒是一个新的冠状病毒，各年龄段的人群对其都没有特异的免疫力，人群普遍易感。

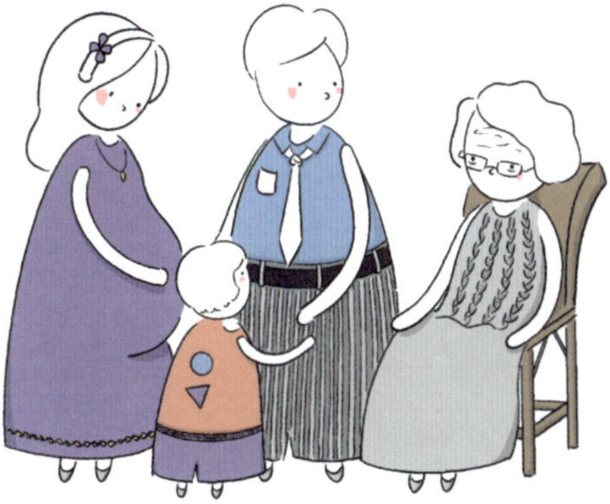

48 新型冠状病毒的传染性如何？

在新型冠状病毒流行的早期阶段，感染人数每7.4天增加1倍，由一人传至另一人的平均间隔时间为7.5天。基本再生数（R_0）估计为2.2，也就是每例患者平均可传染2.2人。中国-世界卫生组织联合考察专家组认为，新型冠状病毒的基本再生数范围为2.0~2.5。

49Q 新型冠状病毒的毒力如何？

目前大多数新型冠状病毒肺炎患者是轻症患者。轻症（包括普通型）、重症和危重症患者所占的比例大约是80.1%、13.8%和6.1%*。从目前收治的病例情况看，多数患者预后良好，少数患者病情危重。老年人和有慢性基础疾病者预后较差，儿童病例症状相对较轻。

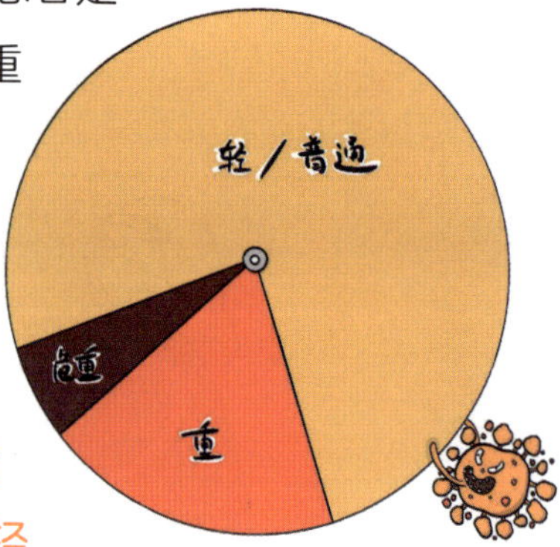

* 中国—世界卫生组织新型冠状病毒肺炎联合考察报告（2020年2月16日至2020年2月24日）

50Q 新型冠状病毒的致病力如何？

基于现有的专家共识，认为新型冠状病毒的致病力比SARS冠状病毒和MERS冠状病毒要弱。

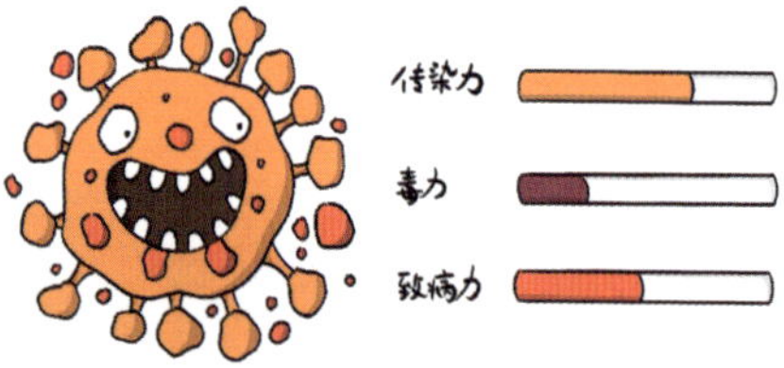

51 新型冠状病毒在体外环境中能存活吗？

新型冠状病毒可以在体外环境中存活一段时间。新型冠状病毒怕高温，只要温度达到56℃，30分钟后它就失去了活性，对人没有危害了。

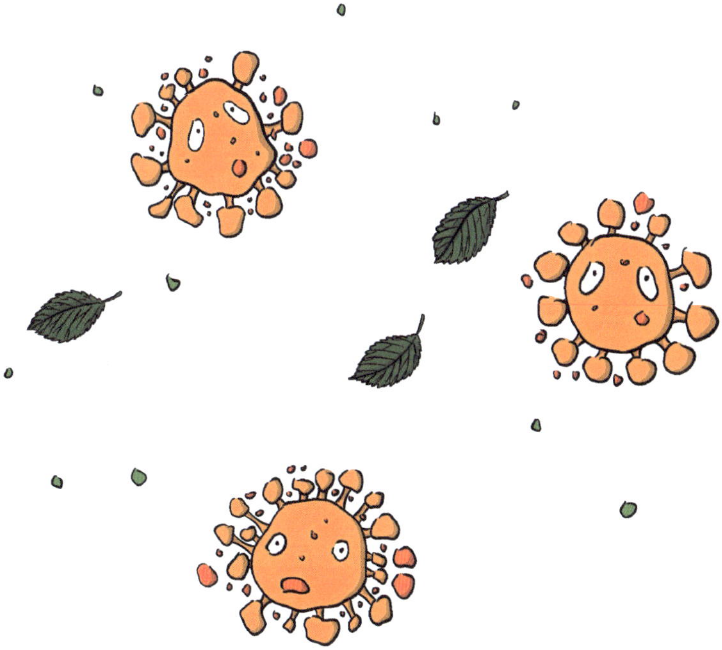

52 用什么方法能杀灭体外环境中的新型冠状病毒？

新型冠状病毒对紫外线和热敏感，56℃高温30分钟、乙醚、75%乙醇（俗称酒精）、含氯消毒剂、过氧乙酸消毒剂和氯仿等脂溶剂都可以有效灭活病毒。

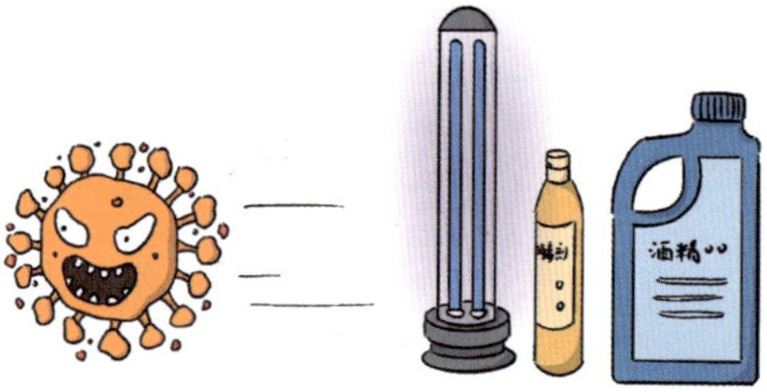

53 感染了新型冠状病毒会怎么样？

人感染了新型冠状病毒后，可能出现发热、干咳、乏力等症状。轻症患者仅表现为低热、轻微乏力等，可以没有肺炎症状；少数患者伴有鼻塞、流涕、咽痛、肌痛和腹泻等症状。重症患者多在发病1周后出现呼吸困难和（或）低氧血症，严重者可快速进展为急性呼吸窘迫综合征、脓毒症休克、难以纠正的代谢性酸中毒和凝血功能障碍及多器官功能衰竭等。值得注意的是，重症、危重症患者在病程中可表现为中低热，甚至无明显发热。

54 新型冠状病毒肺炎与严重急性呼吸综合征（SARS）有什么不同?

严重急性呼吸综合征（severe acute respiratory syndrome，SARS）又称传染性非典型肺炎，是由SARS冠状病毒引起的急性呼吸道传染病。极强的传染性与病情快速进展是此病的主要特点。SARS患者以发热、头痛、肌肉酸痛、乏力、干咳少痰、腹泻为主要临床表现，严重者出现气促或呼吸窘迫。

新型冠状病毒与SARS冠状病毒同属于“冠状病毒家族”，但这两种病毒的基因结构存在差异，它是一种新的病毒。人感染了新型冠状病毒后，可能出现发热、干咳、乏力等症状，也可能无明显发热。

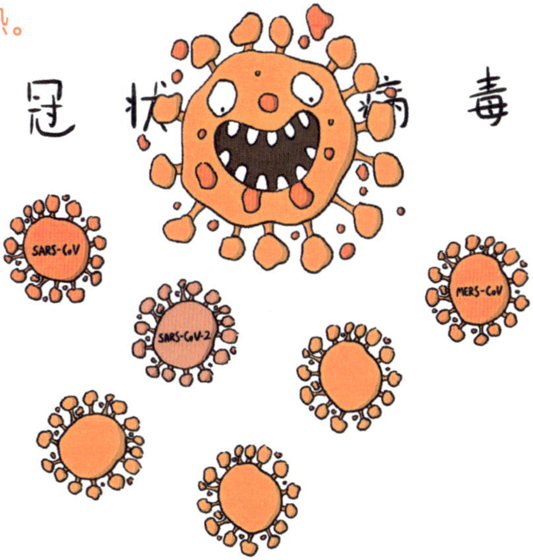

55 新型冠状病毒肺炎与普通感冒、流感有什么不同？

普通感冒多由病毒感染所致，少数由细菌或支原体引起。主要表现为鼻塞、打喷嚏、流涕等上呼吸道症状。总体来说症状较轻，一般5~7天疾病会自愈。

流感是由流感病毒引起的急性呼吸道传染病，秋、冬季高发。临床表现为高热、乏力、头痛、全身肌肉酸痛等中毒症状，而呼吸道症状轻微，但在老年人和慢性病患者中可引起较严重的并发症。

新型冠状病毒肺炎是由新型冠状病毒引起的以发热、干咳、乏力为主要表现的传染病。少数患者伴有鼻塞、流涕、咽痛、肌痛和腹泻等症状。重症患者多在发病1周后出现呼吸困难和（或）低氧血症，严重者可快速进展为急性呼吸窘迫综合征、脓毒症休克、难以纠正的代谢性酸中毒和凝血功能障碍及多器官功能衰竭等。

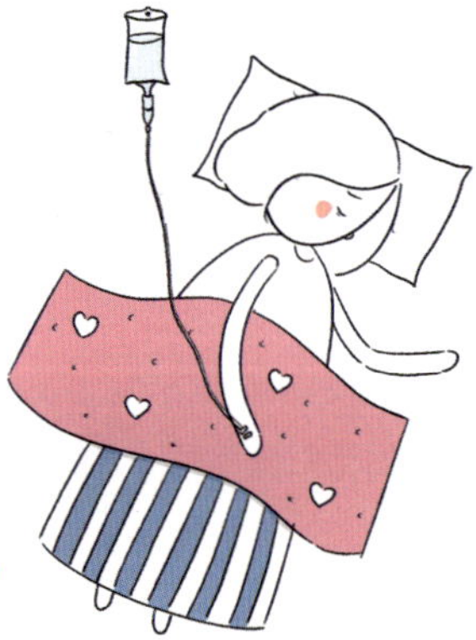

56 什么是特异性核酸检测?

特异性核酸检测是指用分子生物学检测方法，如用放射性核素、生物素标记的探针进行DNA印迹法或RNA印迹法，或用聚合酶链反应（PCR）、反转录聚合酶链反应（RT-PCR）检测病原体的核酸。

57 为什么要进行新型冠状病毒核酸检测?

当前，新型冠状病毒核酸检测是确诊新型冠状病毒肺炎的“金标准”。疑似病例需具备以下病原学证据之一，才可确定为确诊病例：

①实时荧光RT-PCR检测新型冠状病毒核酸阳性；

②病毒基因测序发现与已知的新型冠状病毒高度同源。此外，患者必须连续两次呼吸道标本病原核酸检测阴性（采样时间至少间隔1天）才能解除隔离出院。

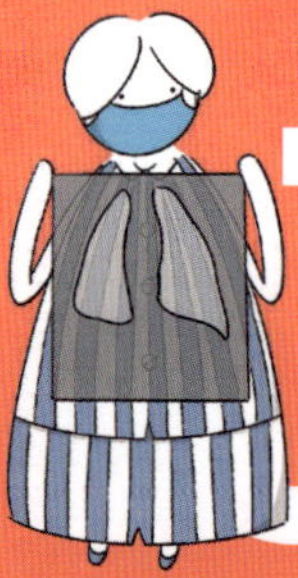

3 就医篇

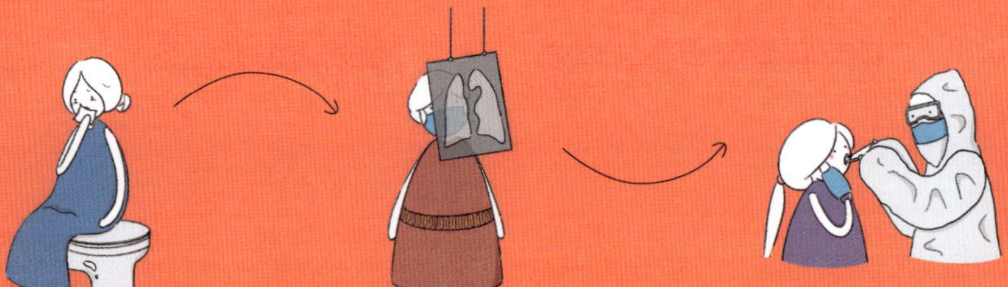

58 得了新型冠状病毒肺炎都有什么症状？

新型冠状病毒肺炎以发热、干咳、乏力为主要表现，少数患者伴有鼻塞、流涕、咽痛、肌肉酸痛和腹泻等症状。部分患者病情进展迅速，可能1周后即出现呼吸困难；严重者可快速进展为急性呼吸窘迫综合征、脓毒症休克、难以纠正的代谢性酸中毒和凝血功能障碍和多器官功能衰竭；也有部分患者起病时症状轻微，可无发热表现。除此之外，还有一些不典型的发病症状，例如仅以消化系统症状为首发症状，如恶心呕吐、腹泻；以神经系统症状为首发症状，如头痛；以心血管系统症状为首发症状，如心慌、胸闷等；以眼科症状为首发症状，如结膜炎；或仅有轻度四肢或腰背部肌肉酸痛等。

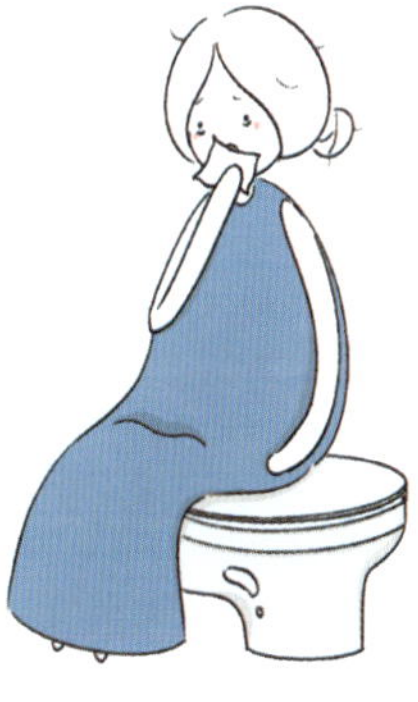

59 发热一定是得了新型冠状病毒肺炎吗？

新型冠状病毒肺炎的主要表现是发热，但并不代表着发热了就一定是得了新型冠状病毒肺炎，很多疾病也会有发热症状。临床上确诊新型冠状病毒肺炎，除了要求符合相应的流行病学史、临床表现之外，还需要采集痰液、咽拭子等呼吸道标本进行病毒核酸检测。

60 出现了发热症状应该怎么就医？

当出现发热症状时，应避免到人流密集的场所。如果体温不超过38℃，没有明显的气短、喘憋，无重症高危因素（如肥胖，怀孕，患有慢性肺病、肝病、肾病、心脏病、恶性肿瘤等），可以先居家隔离观察。如果症状严重、有高危因素或观察1~2天后病情加重则应该及时就医。**就医途中应佩戴不含呼气阀的颗粒物防护口罩或医用防护口罩，尽量避免乘坐公共交通工具，最好就近选择指定医院的发热门诊，与其他患者保持1米以上距离。**在就诊时主动告诉医生相关疾病的流行地区旅行或居住史，以及发病前、后接触过什么人，配合医生开展相关调查。除此之外，出现乏力、肌肉酸痛、咳嗽、咳痰、气促等症状，也应按照上述要求及时就医。

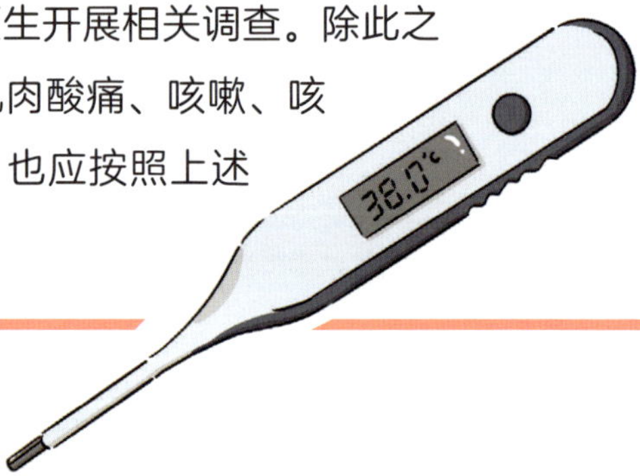

61 什么是新型冠状病毒肺炎疑似病例？

新型冠状病毒肺炎的疑似病例是指具有新型冠状病毒肺炎的流行病学史中任意1条，并同时符合临床表现中任意2条；或者无明确的流行病学史，但符合临床表现中的3条。

新型冠状病毒肺炎的流行病学史包括

①发病前14天有武汉市及周边地区，或其他有病例报告社区的旅行史或居住史；②发病前14天内与新型冠状病毒感染者（核酸检测阳性者）有接触史；③发病前14天内曾接触过来自武汉市及周边地区，或来自有病例报告社区的发热或有呼吸道症状的患者；④聚集性发病。

新型冠状病毒肺炎的临床表现包括

①发热和（或）呼吸道症状；②具有新型冠状病毒肺炎相关的影像学特征；③发病早期白细胞计数正常或降低，淋巴细胞计数减少。

62 什么是新型冠状病毒肺炎确诊病例?

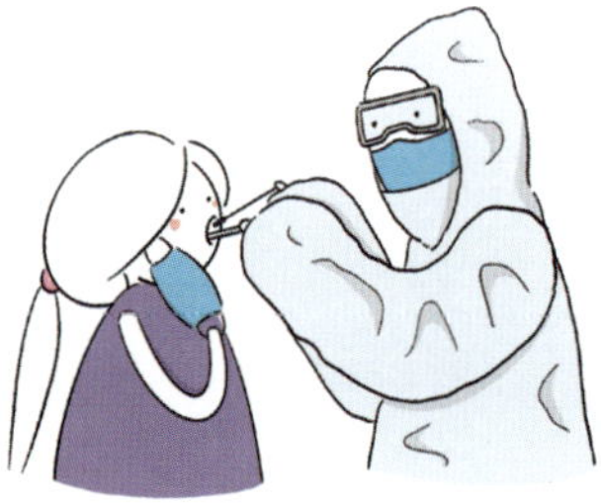

在疑似病例的基础上，实时荧光RT-PCR检测结果显示新型冠状病毒核酸阳性，或者病毒基因测序结果显示与已知的新型冠状病毒高度同源者，就判定为新型冠状病毒肺炎确诊病例。

63 新型冠状病毒肺炎的临床诊断病例是指什么?

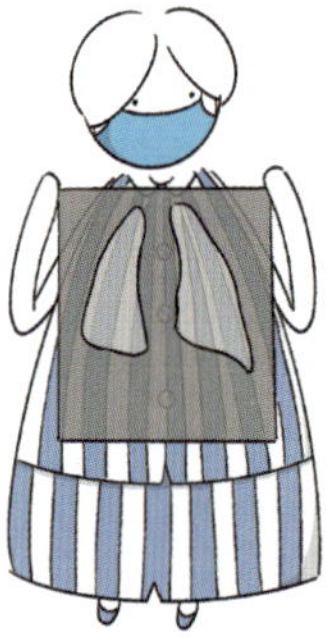

国家卫生健康委办公厅、国家中医药管理局办公室印发的《新型冠状病毒感染的肺炎诊疗方案（试行第五版）》中指出，新型冠状病毒肺炎的临床诊断病例仅针对湖北省地区，是指疑似病例中具有肺炎影像学特征的患者。这是考虑湖北省病毒核酸检测受限，有一部分患者尚无法直接确诊新型冠状病毒肺炎，但急需治疗。确定临床诊断病例可以使患者及早按照确诊病例相关标准接受规范化治疗，进一步提高救治成功率。根据该方案，从2020年2月12日起，湖北省将临床诊断病例数纳入确诊病例数进行公布。随着检测、诊治能力的大幅提升，在第六版诊疗方案（试行）中，已取消了临床诊断病例的界定。

64 什么是新型冠状病毒肺炎的密切接触者？

密切接触者是指与新型冠状病毒肺炎疑似病例、确诊病例和核酸检测结果阳性者有以下接触情形之一，但未采取有效防护措施的人员，包括：①共同居住、学习、工作，或有其他密切接触的人员，如近距离工作或共用同一教室或在同一所房屋中生活；②诊疗、护理、探视病例的医护人员、家属或其他有类似近距离接触的人员，如到密闭环境中探视患者或停留的人、同病室的其他患者及其陪护人员；③乘坐同一交通工具并有近距离接触的人员，包括在交通工具上的照料护理人员、同行人员，经调查评估后发现有可能有近距离接触的其他乘客和乘务人员；④现场调查人员经调查评估后认为符合其他有密切接触的人员。

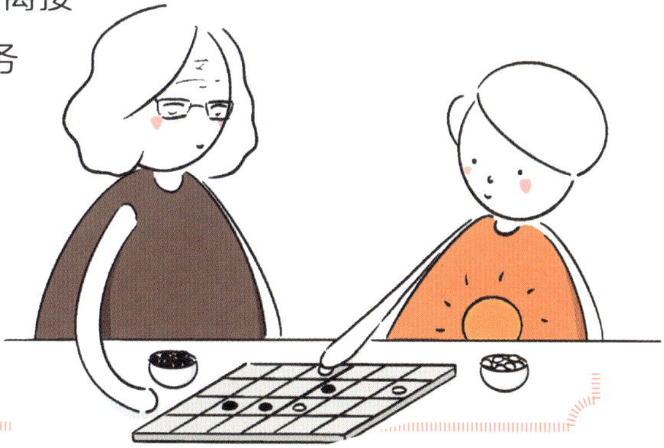

65 密切接触者需要隔离吗？

目前对于密切接触者采取的是较为严格的医学观察，这是传染病防控的隔离措施之一。结合新型冠状病毒肺炎病例相关信息和当前防控实际情况，**将密切接触者的医学观察期定为14天。**根据不同的实际条件，密切接触者的医学观察分为居家医学观察和集中医学观察。

66 密切接触者的家庭成员应该如何做？

密切接触者的家庭成员应该避免进入密切接触者的房间，必须进入时应佩戴好口罩。减少与密切接触者及其用品接触，与密切接触者接触或者接触可能污染的表面后，**可用含乙醇的速干手消毒剂进行手消毒，也可用0.5%碘伏（聚维酮碘）溶液消毒1~3分钟。**

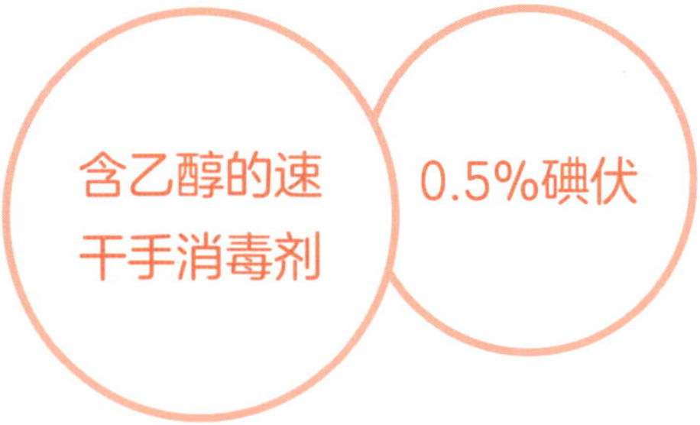

67 哪些人群感染新型冠状病毒后容易出现重症?

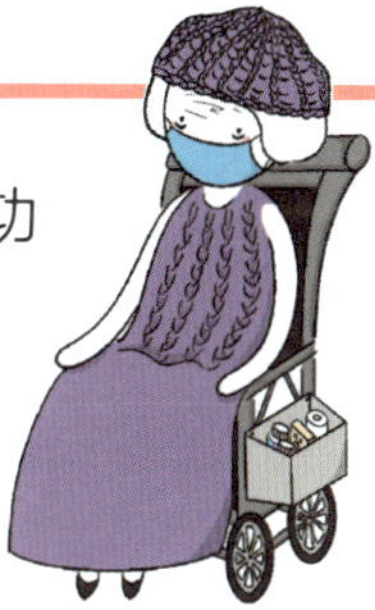

老年人、既往有慢性基础疾病或者免疫功能较差的人群，感染新型冠状病毒后更容易出现重症。此外，出现可疑症状后也应及时就医，以免延误导致病情进展。

68 目前治疗新型冠状病毒肺炎有无特效药和疫苗?

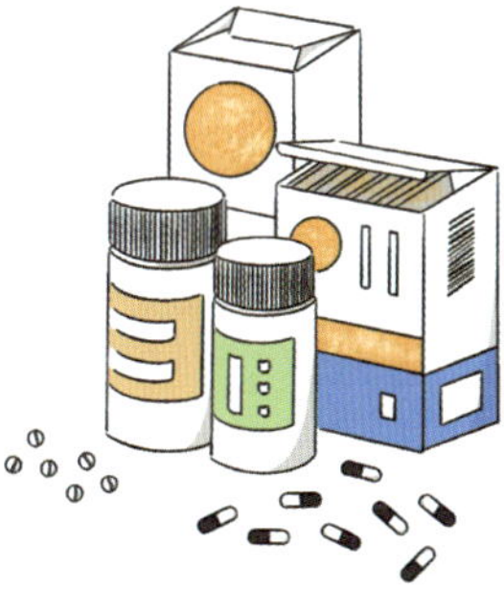

特效药是指对某种疾病有特殊疗效的药物。新型冠状病毒肺炎的特效药是指针对新型冠状病毒有明显作用的抗病毒药物。目前尚无治疗新型冠状病毒感染的特效抗病毒药物，临床上以对症、支持治疗为主，主要针对患者出现的症状进行处理。国内外有关机构正在积极研发预防新型冠状病毒感染的疫苗和治疗新型冠状病毒肺炎的药物。

69 中医药可以防治新型冠状病毒肺炎吗?

国家卫生健康委办公厅、国家中医药管理局办公室2020年2月18日联合发布的《新型冠状病毒肺炎诊疗方案(试行第六版)》中公布了新型冠状病毒肺炎中药治疗方案，**提及可根据病情、当地气候特点以及不同体质等情况，参照方案的具体细则在病情不同时期进行辨证论治。**

70 什么是自限性疾病?

自限性疾病一般是指病原体急性感染后虽然出现明显的临床症状，如发热、咳嗽、流涕等，但这些症状持续时间不长，即使未经治疗不久也会消失。例如普通感冒，即使未给予特殊治疗，相关的症状也会在1周左右消失。

新型冠状病毒肺炎的轻症患者如果身体基础条件比较好、免疫力足够强，在保证充足休息、良好心情、适当饮食下，可以逐渐康复。重症患者必须接受专业治疗，以及时建立良好的免疫状态，缩短发病期，提高治愈率。

71 临床解除隔离和出院的标准是什么？

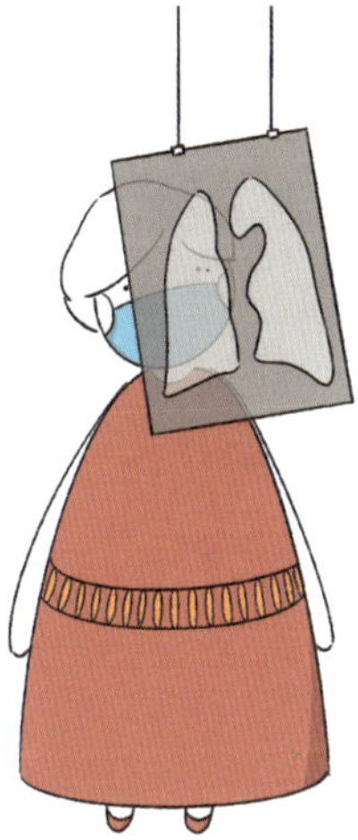

如果患者体温恢复正常3天以上，呼吸道症状明显好转，肺部影像学显示急性渗出性病变明显改善，且连续两次呼吸道标本病原核酸检测阴性（采样时间至少间隔1天），可以解除隔离出院或者根据病情转至相应的科室治疗其他疾病。

72 新型冠状病毒肺炎患者痊愈后需要注意什么？

患者出院后，因为处于恢复期，机体免疫功能低下，有感染其他病原体的风险，建议应继续进行14天自我健康状况监测，佩戴口罩。有条件者居住在通风良好的单人房间，减少与家人的近距离密切接触，分餐饮食，做好手卫生，避免外出活动。建议在出院后的第2周、第4周到医院随访、复诊。

73 患有其他疾病是否不能去就医了？

原则上应尽可能少去医院，减少暴露的风险。如果必须就医，应就近选择能满足需求、门诊量较少的医疗机构，进行一些必需的、急需的医疗检查和医疗操作。尽量避免到发热门诊、急诊等诊室，减少接触医院内的公共设施。就医途中、在医院内需要全程佩戴好医用外科口罩，避免乘坐公共交通工具来往，避免用手接触口、眼、鼻。返家后，应立即更换衣物、认真洗手。

74 怀疑身边有人感染了新型冠状病毒应该怎么办？

如果怀疑周围的人感染了新型冠状病毒，首先应自己佩戴好口罩，注意个人防护，与对方保持适当距离，避免与对方近距离交流。然后建议对方佩戴口罩，及时就近前往定点医院发热门诊接受检测、治疗。

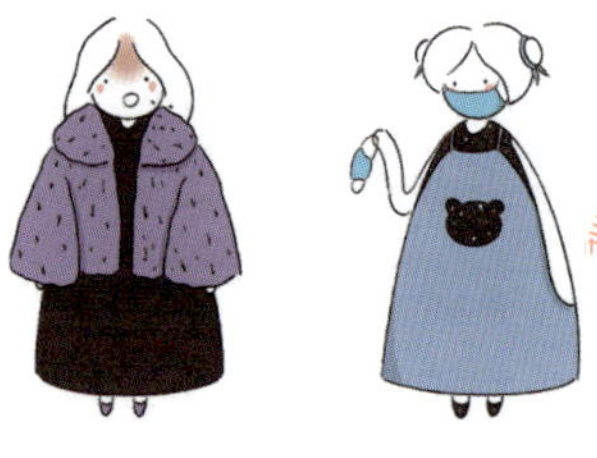

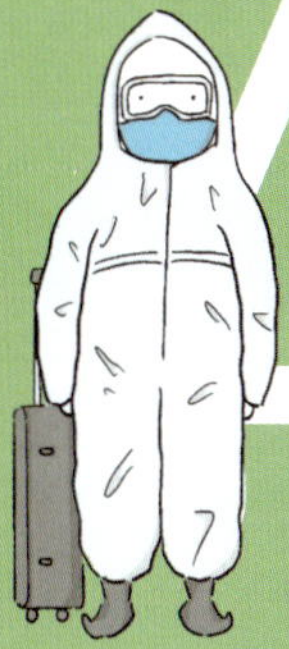

4 防护篇

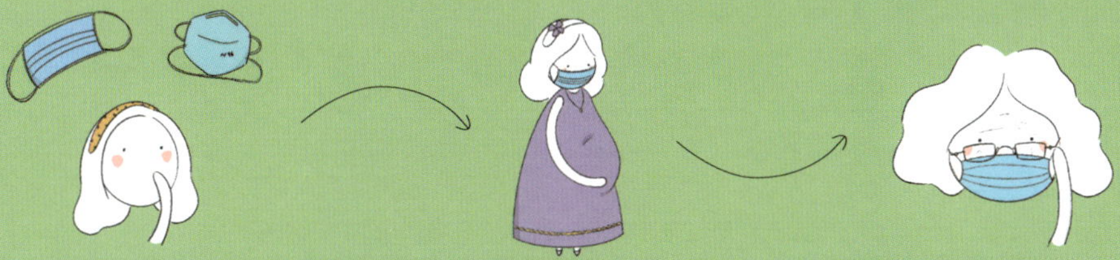

75 什么是突发公共卫生事件？

根据我国2003年5月9日公布的《突发公共卫生事件应急条例》，突发公共卫生事件是指突然发生，造成或者可能造成社会公众健康严重损害的重大传染病疫情、群体性不明原因疾病、重大食物和职业中毒以及其他严重影响公众健康的事件。

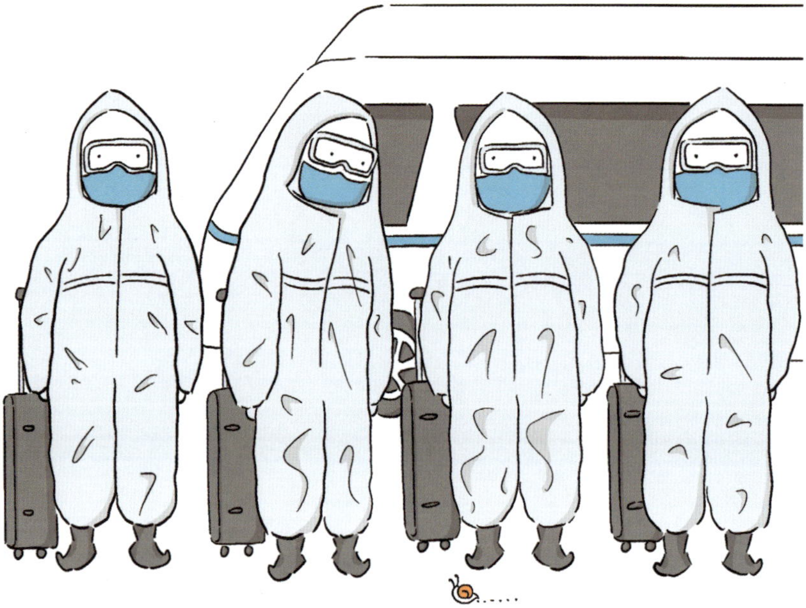

76 突发公共卫生事件响应级别有哪些?

根据我国《国家突发公共卫生事件应急预案》规定，突发公共卫生事件应急响应按照公共卫生事件性质、涉及范围和危害程度等分为特别重大（Ⅰ级）、重大（Ⅱ级）、较大（Ⅲ级）、一般（Ⅳ级）四个等级。

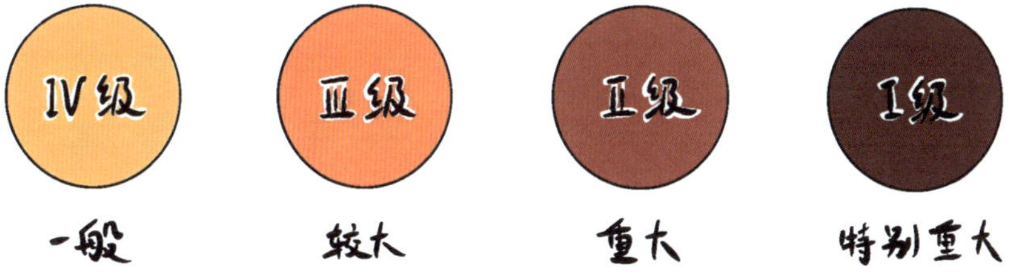

77 特别重大突发公共卫生事件包括哪些?

1. 肺鼠疫、肺炭疽在大、中城市发生并有扩散趋势，或肺鼠疫、肺炭疽疫情波及2个以上的省份，并有进一步扩散趋势。
2. 发生传染性非典型肺炎、人感染高致病性禽流感病例，并有扩散趋势。
3. 涉及多个省份的群体性不明原因疾病，并有扩散趋势。
4. 发生新传染病或我国尚未发现的传染病发生或传入，并有扩散趋势，或发现我国已消灭的传染病重新流行。
5. 发生烈性病菌株、毒株、致病因子等丢失事件。
6. 周边以及与我国通航的国家和地区发生特大传染病疫情，并出现输入性病例，严重危及我国公共卫生安全的事件。
7. 国务院卫生行政部门认定的其他特别重大突发公共卫生事件。

78 在突发公共卫生事件中公民的责任有哪些？

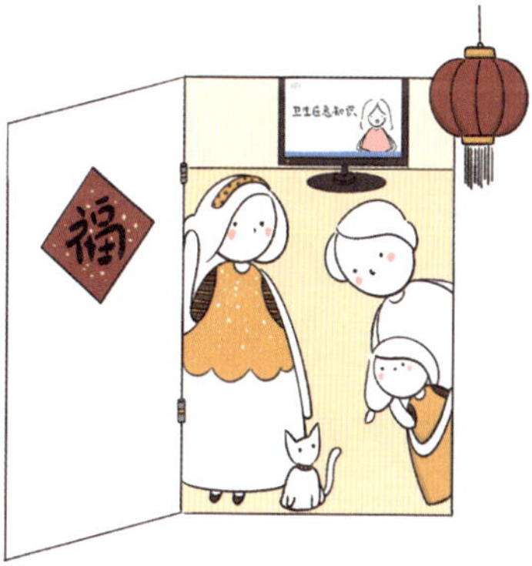

1. 突发公共卫生事件（简称突发事件）时有发生，公民应主动学习卫生应急知识和技能，家庭常备应急用品。
2. 周围出现多例症状相似的传染病或中毒患者时，应及时向当地医疗卫生机构报告。
3. 公民应积极配合医疗卫生人员采取调查、隔离、消毒、接种等卫生应急处置措施。
4. 从官方渠道获取突发事件信息，不信谣、不传谣，科学理性应对。
5. 在进行突发事件卫生应急处置时，政府可根据需要依法采取限制集会和人员活动、封锁疫区等强制性措施。
6. 家畜、家禽和野生动物可能传播突发急性传染病，应尽量避免接触，不食用病死禽畜。从事饲养、加工、销售等人员应做好个人防护。
7. 应按旅游部门健康提示，慎重前往传染病正在流行的国家或地区旅行；从境外返回后，如出现发热、腹泻等症状，应及时就诊，并主动报告旅行史。

❽ 发生重大传染病疫情时，应做好个人防护，尽量避免前往人群聚集场所。

❾ 关注自然灾害预警信息；发生灾害时，应有序避险逃生，积极开展自救、互救。

❿ 遭遇火灾、爆炸、泄漏等事故灾难时，应立即撤离危险环境，拨打急救电话。

⓫ 不随意进入有警告标志（、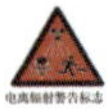、）的地方，不触碰有放射警告标志（）的物品。

⓬ 沾染有毒、有害物质后，应尽快脱除污染衣物，用大量清水冲洗污染部位，积极寻求专业帮助。

79 个体如何预防新型冠状病毒肺炎？

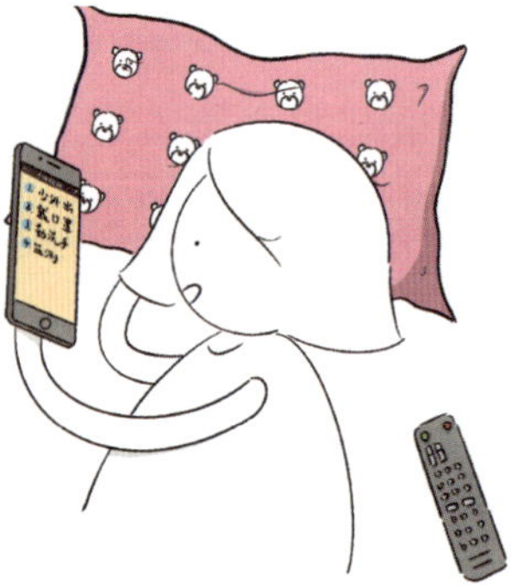

❶ 尽量减少外出活动，尤其是去往疾病正在流行的地区和人群密集的公共场所。

❷ 注意个体防护，出门佩戴口罩，随时注意手卫生。

❸ 进行健康监测，及时就医。

❹ 保持良好卫生和健康习惯。

80 疫情期间如何正确保持手卫生？

减少接触公共场所的公共物品和设施；从公共场所返回、咳嗽用手捂之后、饭前便后，用洗手液（香皂）和流水洗手，或者使用含乙醇成分的免洗洗手液；不确定手是否清洁时，避免用手接触口、鼻、眼；打喷嚏或咳嗽时，用手肘衣服遮住口鼻。

81 疫情期间如何进行健康监测与就医？

1. 主动做好个人与家庭成员的健康监测，每日测量体温。

2. 若出现可疑症状，应主动戴上口罩及时就近就医。若出现新型冠状病毒感染可疑症状，应根据病情，及时到医疗机构就诊。就医途中尽量避免乘坐地铁、公共汽车等交通工具，避免前往人群密集的场所。就诊时应主动告诉医生自己的相关疾病流行地区旅行、居住史，以及发病前、后接触过什么人，配合医生开展相关调查。

82 疫情期间应如何保持健康的生活习惯?

1. 居室勤开窗，经常通风。
2. 家庭成员不共用毛巾，保持家居、餐具清洁，勤晒衣被。
3. 不随地吐痰，口鼻分泌物用纸巾包好，弃置于有盖垃圾箱内。
4. 注意营养，适度运动。
5. 不接触、购买和食用野生动物，尽量避免前往售卖活体动物（禽类、海产品、野生动物等）的市场。

83 为什么要开窗通风?

经常开窗有利于空气流通，及时补充氧气，保持室内空气清新，改善室内空气质量。开窗通风可有效降低室内空气中微生物的数量与密度，减少人与病原体接触机会，是简单、有效的室内空气消毒方法。

新型冠状病毒可通过呼吸道飞沫传播。而飞沫传播距离很短，不会在空气中长期漂浮。因此在日常通风环境下，空气中一般不会有新型冠状病毒。

84 怎样保持室内空气流通？

可选择自然通风或机械通风，根据具体天气情况，每天通风2~3次，每次至少30分钟。可以选在阳光充足的时间段进行，注意保暖。使用机械通风时，需要保证空调系统或排气扇运转正常，并定期清洗空调滤网。

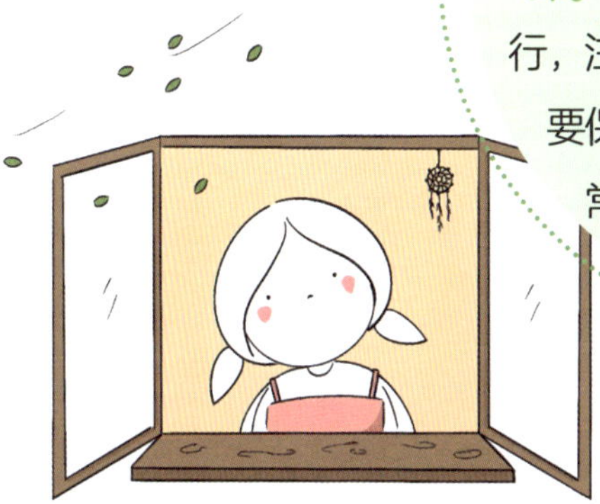

85 为什么要戴口罩？

新型冠状病毒的主要传播途径是经呼吸道飞沫传播，也可以通过接触传播。口罩可以减少患者喷射飞沫，降低飞沫量和喷射速度；还可以阻挡含病毒的飞沫核，防止佩戴者吸入，可以有效降低感染新型冠状病毒的风险。

86 如何正确选用口罩？

不同人群适用的口罩类型及其用途

人群		口罩类型		口罩用途
高风险暴露人员	（1）在收治新型冠状病毒肺炎患者（确诊病例和疑似病例）的病房、ICU和留观室工作的所有工作人员 （2）疫区指定医疗机构发热门诊的医生和护士 （3）对确诊和疑似病例进行流行病学调查的公共卫生医师等	医用防护口罩（在从事感染患者的急救和气管插管、气管镜检查时加戴护目镜或防护面屏）	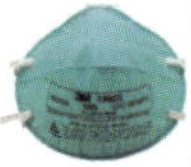	过滤空气中的微粒，阻隔飞沫、血液、体液、分泌物
		符合N95/KN95及以上标准的颗粒物防护口罩，或自吸过滤式呼吸器配防颗粒物的滤棉	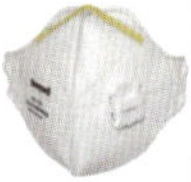	能够防护空气中悬浮的各类颗粒物和空气污染物，给佩戴者提供呼吸防护
较高风险暴露人员	（1）急诊科工作的医护人员 （2）对密切接触人员开展流行病学调查的公共卫生医师 （3）疫情相关的环境和生物样本检测人员等	符合N95/KN95及以上标准的颗粒物防护口罩	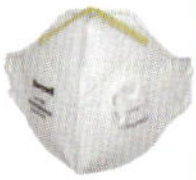	
中等风险暴露人员	（1）普通门诊、病房工作的医护人员 （2）人员密集场所（如医院、机场、火车站、地铁、地面公交、飞机、火车、超市、餐厅等）的工作人员 （3）从事与疫情相关的行踪管理工作的人员，如警察、保安、快递员等 （4）居家隔离及与其共同生活人员	医用外科口罩	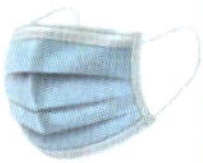	为医护工作人员工作时所佩戴的口罩，对于细菌、病毒的抵抗能力较强，可用于预防流感等呼吸系统传染病的传播

续表

人群		口罩类型		口罩用途
较低风险暴露人员	（1）超市、商场、交通工具、电梯等人员密集区的公众 （2）室内办公环境的工作人员 （3）医疗机构就诊（除发热门诊）的患者 （4）集中学习和活动的托幼机构儿童、在校学生等	一次性使用医用口罩（儿童选用性能相当的产品）	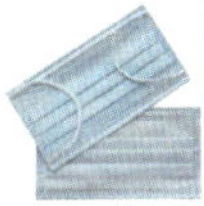	阻隔口腔和鼻腔呼出或吸入污染物，细菌过滤效率不小于95%，能在一定程度上预防呼吸道传染病，但是无法防霾
低风险暴露人员	（1）居家室内活动、散居居民 （2）户外活动者（包括空旷场所 / 场地上的儿童、学生） （3）通风良好的工作场所的工作者	一次性使用医用口罩（儿童选用性能相当的产品）	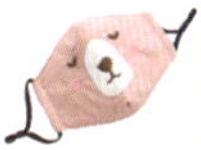	
		非医用口罩	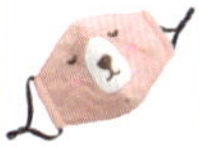	有一定的防护效果，也有减少咳嗽、喷嚏和说话等产生的飞沫散播的作用，但不能防控新型冠状病毒
		不佩戴口罩		居家、通风良好和人员密度低的场所也可不佩戴口罩

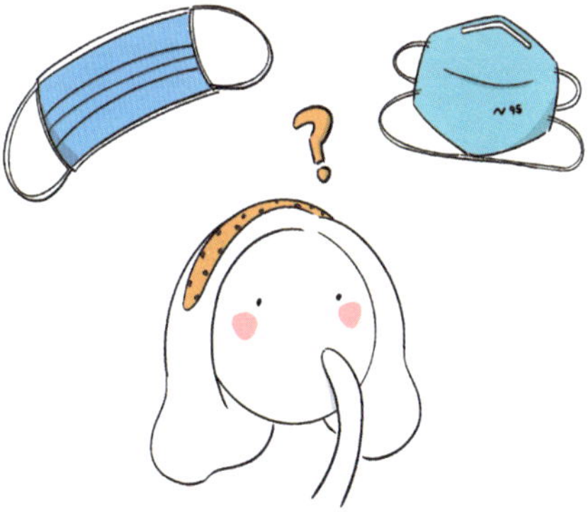

87 为什么要洗手？

正确洗手是预防经呼吸道感染和消化道感染最有效的措施之一。新型冠状病毒可以通过手部接触，再经揉眼睛、抠鼻、摸嘴巴等行为造成感染，所以勤洗手比戴口罩更为重要。通过充分涂抹肥皂和揉搓动作，能有效清除皮肤表面的污垢和微生物。

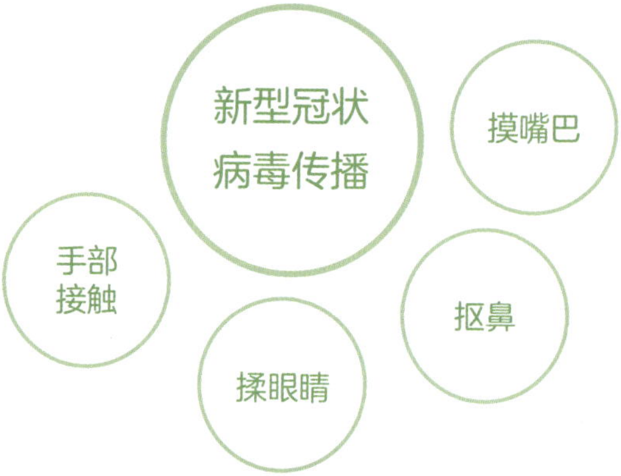

88 什么时候需要洗手？

以下情况需要及时洗手：用手捂住口鼻打喷嚏、咳嗽或擤鼻涕之后，准备食物之前、期间和之后，吃饭之前，上厕所之后，手脏时，外出回来时，接触宠物或者家禽之后，接触他人之后，接触公共设施之后，处理伤口或照顾病人时，处理垃圾之后。

89 什么是正确的洗手方式？

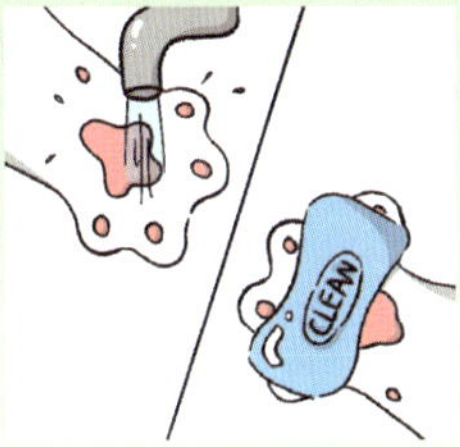

第一步：打开水龙头，用流水湿润双手，涂抹洗手液（或肥皂），掌心相对，手指并拢相互揉搓，搓出泡沫。

第二步：手心对手背沿指缝相互揉搓，双手交换进行。

第三步：掌心相对，双手交叉沿指缝相互揉搓。

第四步：弯曲各手指关节，半握拳把指背放在另一手掌心旋转揉搓，双手交换进行。

第五步：一手握另一手大拇指旋转揉搓，双手交换进行。

第六步：把指尖合拢在另一手掌心旋转揉搓，双手交换进行。

第七步：一手揉搓另一手的手腕、手臂，直至肘部，双手交换进行。

揉搓时间不少于20秒。洗搓后用清水将双手彻底冲洗干净，用干净的毛巾或者纸巾擦干双手，擦干双手后不要再接触水龙头。

90 孕妇如何进行居家防护？

1. 保持居室空气清新、温度适宜，适时开窗，避免过冷或过热，以免感冒。

2. 孕妇的毛巾、浴巾、餐具、寝具等生活用品单独使用，避免交叉感染。

3. 随时保持手卫生。饭前便后，用洗手液（香皂）和流水洗手，或者使用含乙醇成分的免洗洗手液；不确定手是否清洁时，避免用手接触口、鼻、眼；打喷嚏或咳嗽时，用手肘或纸巾遮住口鼻。

4. 保持营养均衡，清淡饮食，避免过度进食，做好体重控制。

5. 避免亲朋好友探视，避免与呼吸道感染者以及2周内去过疫情高发地区的人接触。

6. 保持生活规律，保证睡眠充足，多饮水，适当运动，保持良好心态，增强自身抵抗力。

91 疫情期间如何进行产前检查?

孕妇要注意监测体重变化、胎动情况，有无腹痛、阴道出血或流液及分娩征兆等情况，有条件时监测血压。孕早、中期如确定为宫内孕，无阴道出血、腹痛等异常情况，也无特殊检查（如系统超声排畸、唐氏筛查、糖尿病筛查等），可与产科医师协商适当延后产检时间；对于有妊娠合并症或并发症，以及孕28周以上的孕晚期孕妇、妊娠过程中出现突发异常状况的孕妇，应及时电话咨询妇产科医生，遵医嘱产检。孕妇必须产检时，应提前预约，做好防护，并尽量缩短就医时间。

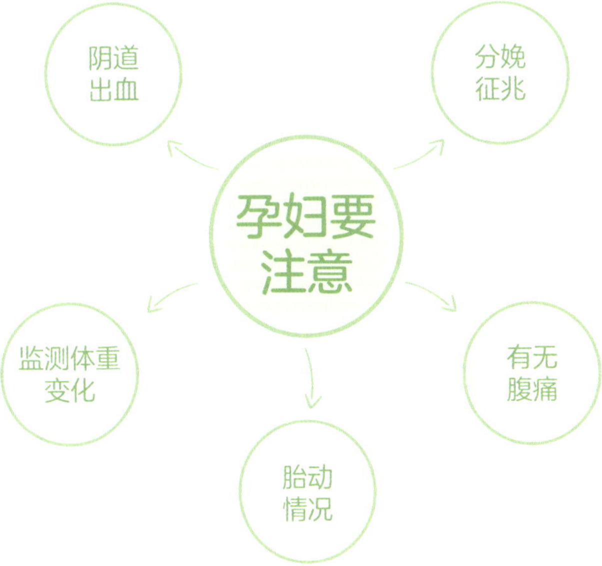

92 疫情期间孕妇出现哪些情况需要就医?

存在妊娠合并症及并发症的孕妇，要严格遵医嘱治疗。孕期出现异常情况（头晕、头痛、视物模糊、心慌气短、血压升高、阴道出血或流液、异常腹痛、胎动异常等）或有分娩征兆时，应及时就医。不要因恐惧、担忧而延误就医。

孕妇出现鼻塞、咽部不适等轻微症状时，如果14天内没有疫情高发地区旅行史、居住史或与疑似、确诊病例有密切接触史，无发热，可居家观察，充分休息，每日监测体温并自行观察症状变化。

孕妇如出现发热、咳嗽、咽痛、胸闷、呼吸困难、乏力、腹泻、结膜炎、肌痛等可疑症状，且本人14天内有疫情高发地区旅游史、居住史或与疑似、确诊病例有密切接触史，应尽快去指定医疗机构就医。

孕期异常情况

头晕、头痛、视物模糊、心慌气短、血压升高、阴道出血或流液、异常腹痛、胎动异常等

93 孕妇外出就医需要注意哪些事项？

如孕妇因发热就诊，首诊应去医院的发热门诊排查。如无发热，且因非产科情况就医，应就近选择能满足需求、门诊量较少的医疗机构。如因产科情况就医，除紧急情况外，尽量选择建档医院。就医前做好预约和准备，避免集中候诊，尽可能缩短就医时间。注意做好防护，孕妇及陪同人在途中及医院均应全程正确佩戴口罩。

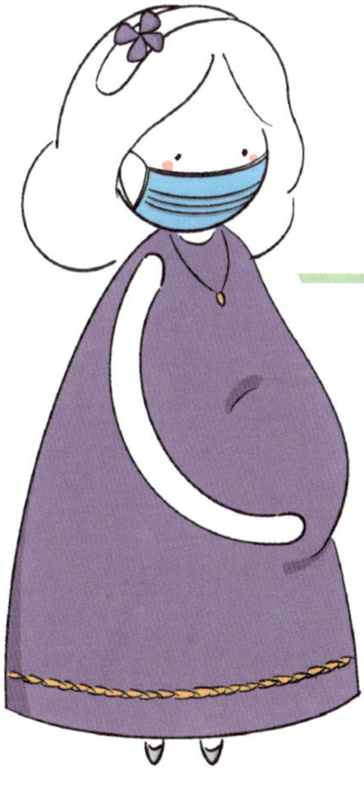

94 老年人如何防护？

疫情流行期间，老年人应避免出入人员密集的公共场所，减少不必要的社交活动，外出时佩戴口罩。保持居住环境清洁，可开窗通风，保持室内空气流通；勤洗手；适当锻炼，作息规律；平衡膳食，合理营养，做饭生熟分开。**如有呼吸系统、循环系统疾病，应寻求医生的专业指导。**日常进行健康监测，如出现可疑症状（发热、咳嗽、咽痛、胸闷、呼吸困难、乏力、恶心、呕吐、腹泻、结膜炎、肌肉酸痛等），应及时就医。

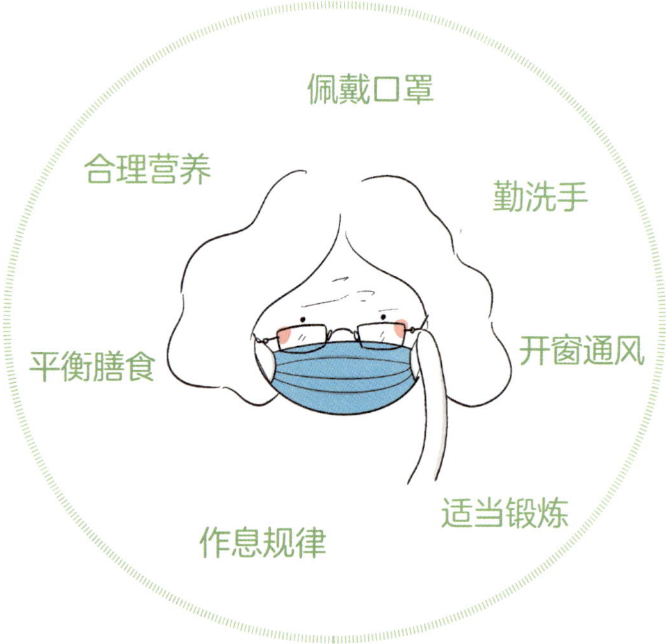

95 家长如何做好孩子的防护？

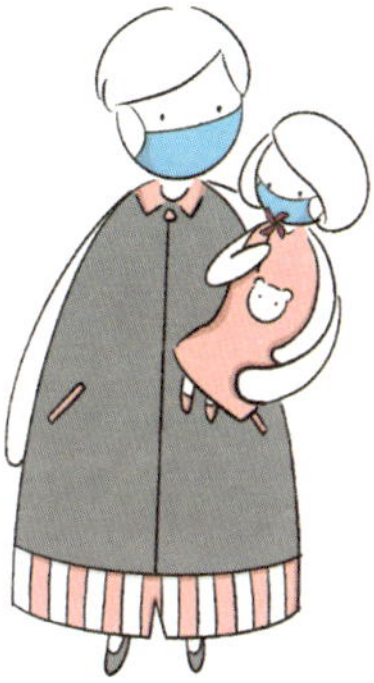

家长尽量避免外出，外出时规范佩戴口罩，尽量不乘坐公共交通工具，尽可能与他人保持1米以上的距离，从室外进门后立即更换衣服鞋子，正确处理口罩，彻底全身洗漱、清洁后再接触小孩。疫情期间不要带孩子走亲访友，谢绝熟人触摸孩子或近距离与孩子说话，以避免孩子与病毒感染者或去过疫情高发地区的人接触。督促孩子勤洗手、勤洗脸、不乱摸，以防病从口入。饮食前、大小便后、接触不洁物体后要及时洗手，教会孩子七步洗手法，保持手部清洁。

96 学生如何居家防护？

学生应尽量居家，减少走亲访友、聚会聚餐，减少到人员密集的公共场所活动，尤其是空气流动性差的地方。

每日进行健康监测，如出现可疑症状（发热、咳嗽、咽痛、胸闷、呼吸困难、乏力、恶心、呕吐、腹泻、结膜炎、肌肉酸痛等），要及时告知监护人，在监护人的帮助下隔离并前往指定医疗机构就诊。

随时保持手卫生，注意咳嗽礼仪。

97 学生返校途中应如何防护？

返校前有疫情高发地区居住史或旅行史的学生，建议居家观察14天期满再返校。学生返校乘坐公共交通工具时，建议全程佩戴一次性使用医用口罩。

返校途中做好健康监测，自觉发热时要主动测量体温，如出现可疑症状，应主动戴上医用外科口罩或N95口罩，尽量避免接触其他人员，并告知监护人，遵循乘务人员的指引进行隔离或就诊。

旅途中应留意周围旅客健康状况，如发现身边出现有可疑症状人员，应避免与其近距离接触，并告知监护人，报告乘务人员。

如返校途中需去医疗机构就诊，应主动告诉医生相关疾病流行地区的旅行、居住史，以及发病前、后接触过什么人，配合医生开展相关调查。妥善保存旅行票据信息，以配合可能的相关密切接触者调查。

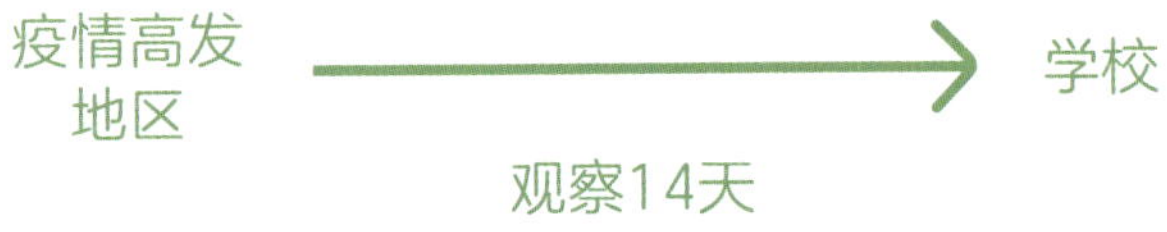

98 学生返校后应该注意什么？

学生返校后应每日监测体温和健康状况，尽量减少不必要外出。

如需与其他师生发生近距离接触，应正确佩戴口罩，尽量缩小活动范围。

应注意保持手卫生及咳嗽礼仪，如出现可疑症状，要及时告知老师或监护人。

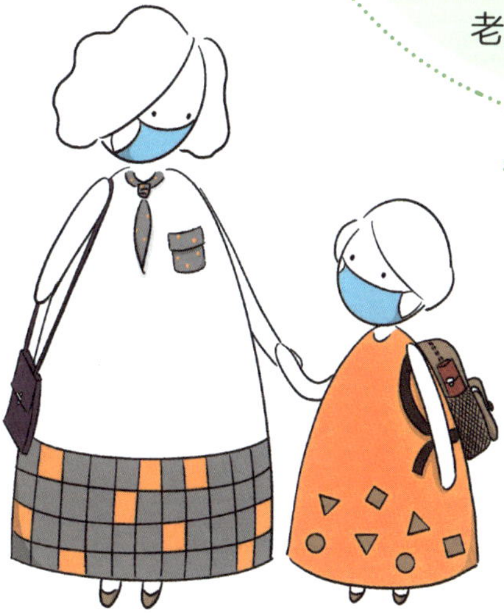

99 企业员工如何防护?

1. 建立个人健康申报制度，如员工出现发热、乏力、咳嗽、咽痛、胸闷、呼吸困难、恶心、呕吐、腹泻、结膜炎、肌肉酸痛等可疑症状不要带病上班，应及时就医。
2. 办公场所入口应设立体温检测点，出入办公场所人员应检测体温，体温超过37.3℃不得入内。
3. 办公场所内应加强通风换气，首选自然通风，每2~4小时开窗通风一次，每次20~30分钟；人员较多的办公室，可适当增加开窗通风次数。如使用空调，应保证空调系统供风安全，保证充足的新风输入，所有排风直接排到室外。当空调通风系统为全空气系统时，应当关闭回风阀，采用全新风方式运行。
4. 保证洗手设施运行正常，员工进入办公区域、车间、宿舍应先洗手，有条件时可配备速干手消毒剂、感应式手消毒设施。
5. 公共物品及公共区域（地面、走廊、卫生间、电梯等）定时清洁、消毒，保持环境卫生、清洁，及时清运垃圾。
6. 同一办公室有多人时，建议佩戴符合要求的一次性使用医用口罩，保持适度距离（1米以

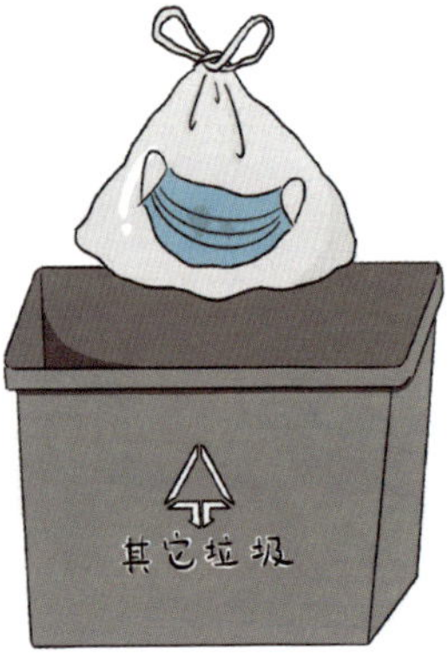

上）。在存在化学毒物和（或）粉尘的作业场所作业时，员工应根据接触浓度佩戴相应的防毒/防尘口罩或面罩，当口罩发生损坏或阻力明显增加时应立即更换。在佩戴口罩前和摘下口罩后应首先洗手。

7. 疫情流行期间，建议尽量通过网络采用远程视频、电话等方式召开会议。建议原则上不召开、延期或减少召开集中会议。

8. 集中供餐的单位，应注意饮食安全与卫生。用餐应尽量采取错峰就餐，避免聚集，落座间隔应保持1米以上，有条件时可以使用分餐制。

9. 企业应特别注意工作期间防护措施、防护物资的保障，以及人员的储备和培训。

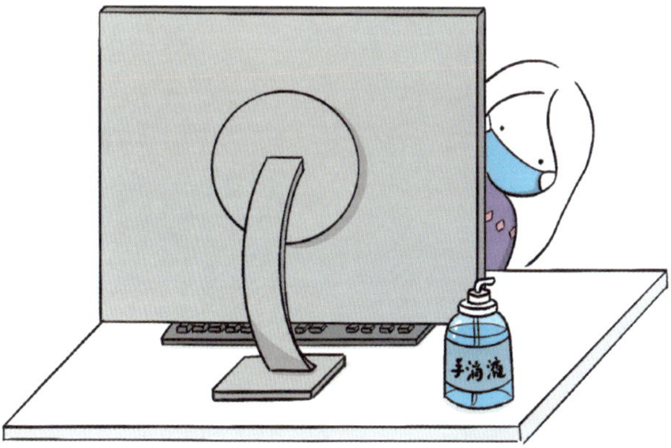

5

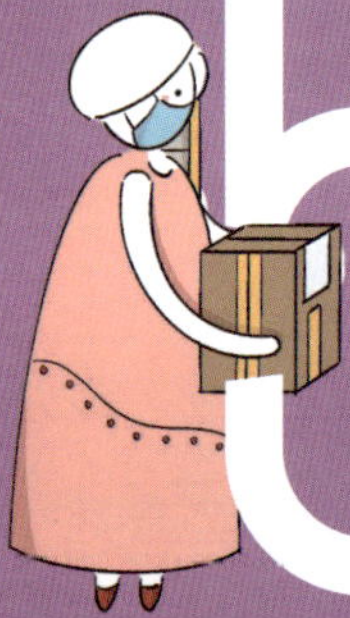

居家出行篇

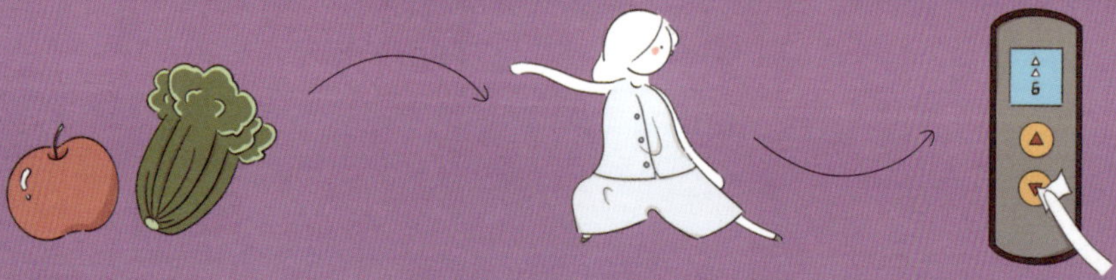

100 疫情期间可以取快递吗？

在疫情期间，应尽量减少不必要的快递。如果需要取快递，应尽量到固定收发点取快递，避免选择快递上门服务。如必须采用快递上门服务，接收快递时要注意与快递员保持一定距离，减少与快递员的面对面交流。与快递员接触前需佩戴好口罩，收到快递后及时去除快递的外部包装，之后要用消毒湿巾、酒精棉等擦拭消毒内部物品包装，最后用消毒洗手液（肥皂）和流动的水洗手。

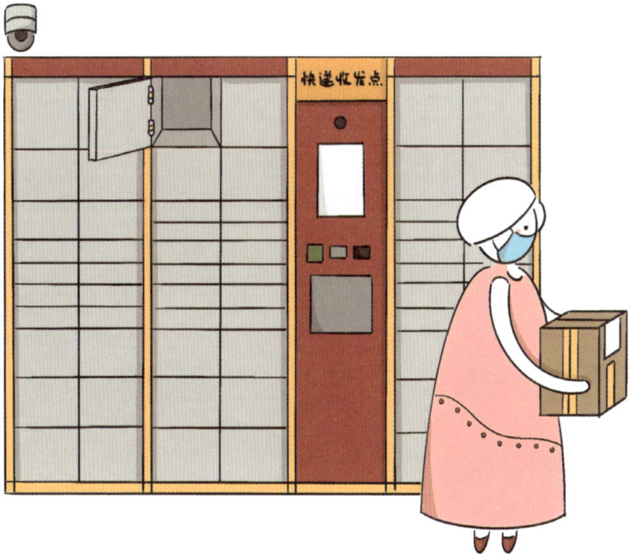

101 居家隔离应该如何吃？

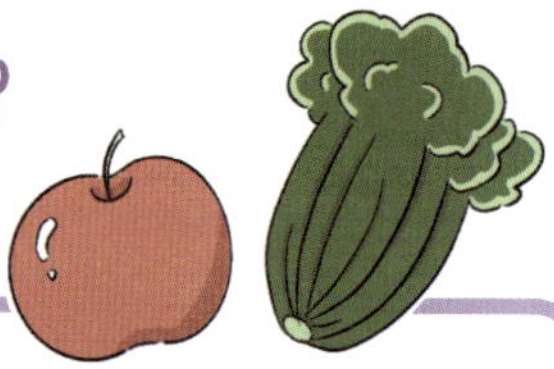

疫情居家隔离期间，首先需要注意食物的安全和卫生，不要吃生的或者没煮熟的奶类、蛋类和肉类等，也不要吃有可能被动物分泌物、排泄物污染的食物。切割生食和熟食所用的刀具、案板要固定且分开使用。其次，要注意均衡膳食。保证食物多样性，粗细搭配、荤素适当，多吃新鲜水果和蔬菜，补充充足的水分。

102 居家隔离应该如何运动？

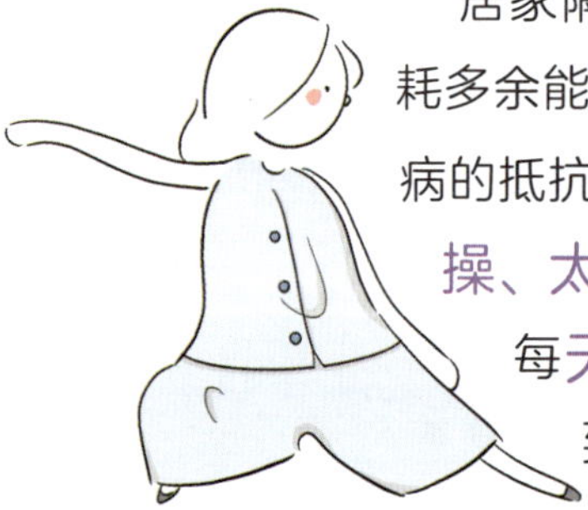

居家隔离时需要适时运动。充足的运动可以消耗多余能量、维持良好体型、增强体质、提高对疾病的抵抗力。居家体育运动可以选择瑜伽、健身操、太极拳等这些不限地点、器械的运动方式，每天累计1~2小时为宜，以微汗为度，做到全面锻炼、循序渐进，并持之以恒。

103 疫情期间乘坐电梯要注意什么？

等候及乘坐电梯时，应规范、全程佩戴好一次性医用口罩。乘坐电梯时，尽量别乘坐拥挤的电梯，与同乘者尽量保持距离。如果发现其他等候者有咳嗽等可疑症状，建议尽量避免同乘。按电梯按键时，可以用面巾纸或者消毒纸巾隔开，避免用手直接触碰，触碰后也要及时洗手。不要在电梯内进食。离开电梯后，首先做手部清洁，可选用洗手液（肥皂）加流水洗手，或含有乙醇成分的手消毒剂。

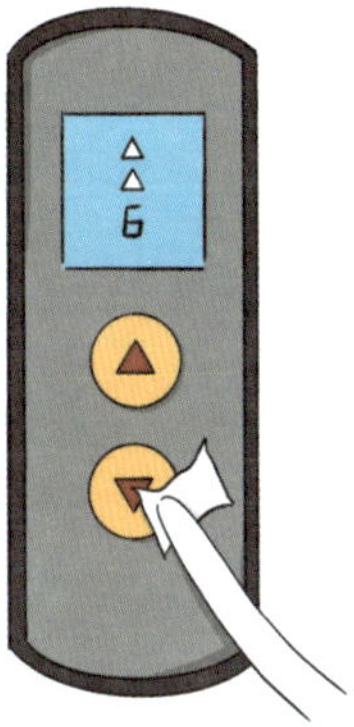

104 疫情期间需要提前囤货吗？

疫情期间减少外出并不意味着不能外出，但是不建议大家每天外出采购生活物资，也不要一次囤积过多食物，尤其是易腐烂的水果、蔬菜。可以根据当地的气候、家庭贮存条件和储备的物资情况，每次购买2~3天所需的果蔬。适量储备一些耐存放的瓜果和根茎类果蔬、冷冻或速冻食品。

105 疫情期间外出需要注意什么？

如果在疫情期间需要外出，应尽量避免到人多拥挤和空间密闭的场所，如电影院、商场、超市等。这些地方空气不流通，一旦有病毒携带者进入，病毒极易传播。优先选择步行、骑车或乘坐私家车出行，选择公共交通设施出行时需全程佩戴好口罩，避免接触公共场所的公共物品，减少与病毒的接触机会。同时应尽可能避免与有呼吸道症状（咳嗽或打喷嚏）的人密切接触。

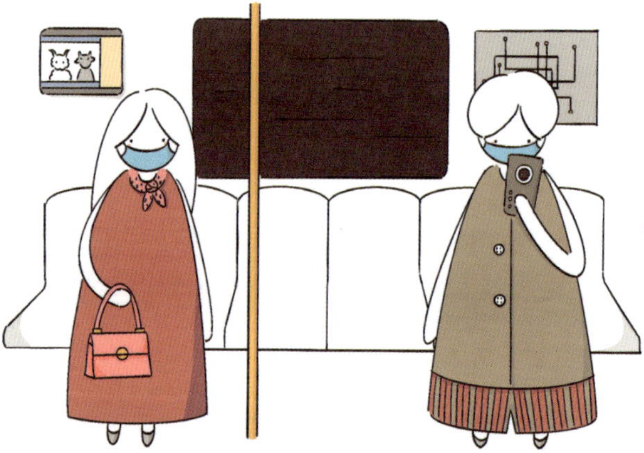

106 疫情期间外出归来应该如何做?

返家后首先采用正确的方式取下口罩，并放到专门位置，一次性口罩需按照相关要求丢弃；外出所穿的外衣、鞋可以放在门口。然后选择消毒洗手液或香皂，使用流水洗手，或者使用含有乙醇成分的免洗洗手液。

107 从疾病流行地区居住或旅行归来需要注意什么?

首先，应主动到社区或村（街道）进行登记，减少外出活动，尤其是避免到人员密集的公共场所活动。其次，从离开疾病流行地区的时间开始，应连续14天进行自我健康状况监测，每天测量2次体温。尽量单独居住或居住在通风良好的单人房间，尽可能减少与家人的密切接触。最后，如出现可疑症状应及时就医，就医途中应佩戴好医用外科口罩或N95口罩，尽量避免乘坐公共交通工具前往医院，减少与他人近距离接触。

108 在办公室工作应如何防护？

同一办公室有多人时，建议佩戴口罩，并与其他人保持适度距离。应注意保持办公室内空气流通。不要随地吐痰，可以先吐在纸巾上，在方便时扔进封闭式垃圾箱内。在咳嗽或者打喷嚏时，可先用纸巾将口鼻完全遮住，然后扔进封闭式垃圾箱内；若无纸巾，可用肘部遮挡口鼻，以防止病毒传播。注意保持个人卫生，勤洗手。尽量避免各类聚会。

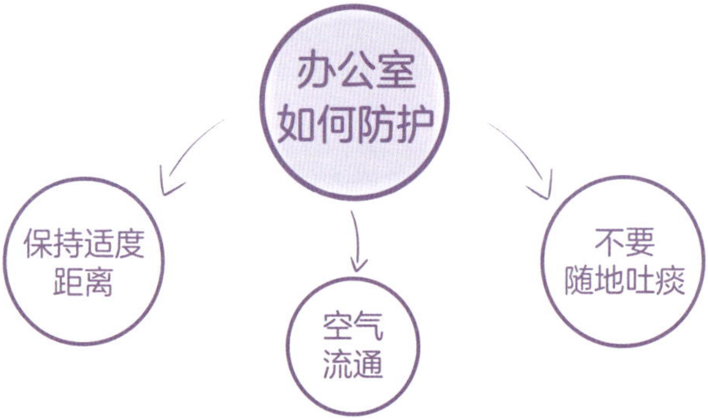

109 与人交谈时应保持多远距离？

新型冠状病毒肺炎的主要传播途径为近距离的呼吸道飞沫和密切接触传播，这里的近距离主要是指1米的距离。在疾病流行阶段，与一般人交流最好保持1米以上距离。

110 就餐时应如何防护?

应尽量选择分餐进食，不要使用公共餐具；尽量采取分散就餐，避免就餐人数过多；就餐时应避免面对面，尽量不要说话交谈；就餐前、后要注意正确洗手。

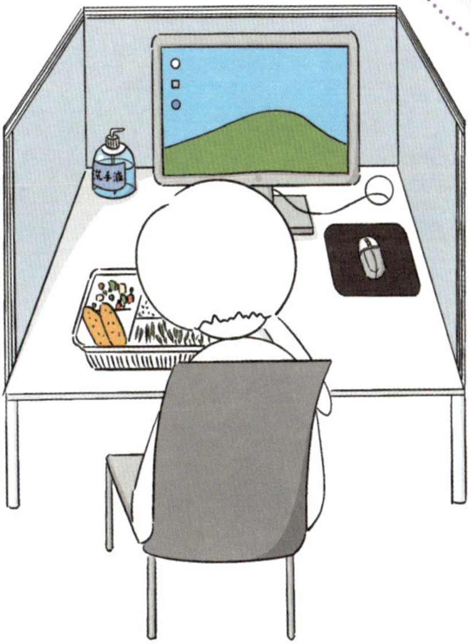

二维码资源扫描说明

在观看二维码视频资源之前，请您刮开下面二维码，使用微信扫码激活。

本册图书激活二维码

温馨提示：每个激活二维码只能绑定一个微信号。

更多优质服务请微信扫码关注“北京大学医学出版社官方微信号”。

北京大学医学出版社
官方微信号二维码